ÉTUDES

SUR LA

CHIRURGIE DENTAIRE

OBSERVATIONS

sur la première et deuxième dentition

THÉORIE

SUR LES DÉVIATIONS DES DENTS CHEZ LES ENFANTS

Par M. Paul SIMON

Médecin-Dentiste de la Faculté de Paris

EN VENTE

A la librairie du Petit Journal, boulevard Montmartre, 21

et chez l'auteur boulevard des Italiens, 26

ÉTUDES

SUR LA

CHIRURGIE DENTAIRE

Paris. — Imprimerie A. APPERT, passage du Caire, 56

ÉTUDES

SUR LA

CHIRURGIE DENTAIRE

OBSERVATIONS

sur la première et deuxième dentition

THÉORIE

SUR LES DÉVIATIONS DES DENTS CHEZ LES ENFANTS

Par M. Paul SIMON

Médecin-Dentiste de la Faculté de Paris

EN VENTE

A la librairie du Petit Journal, boulevard Montmartre. 21

et chez l'auteur boulevard des Italiens, 26

1867

PRÉFACE

Pendant que je suivais les cours aux hôpitaux Saint-Louis et des Enfants, pour me faire recevoir officier de santé, j'y rencontrais souvent un confrère avec lequel je me liai d'amitié; nous projetâmes un jour de faire paraître en collaboration un ouvrage sur l'art du dentiste ; déjà nous avions commencé un aperçu sur l'histoire de l'anatomie pathologique des dents, lorsque plusieurs circonstances vinrent rompre nos relations.

N'ayant pas alors assez *d'exercice pratique* pour traiter seul des questions qui demandent à être mûries par l'expérience et le travail, j'ai dû renoncer à continuer un ouvrage que je n'aurais pu composer pour ainsi dire que théoriquement et qui ne pouvait plus remplir le but que je me proposais

. . . .

Plus de 25 années se sont écoulées, et le progrès a marché ! . . . . Pendant ce temps, j'ai eu à traiter bon nombre de cas difficiles *de prothèse dentaire,* et j'ai pris bien des notes sur ce qui concerne *l'ensemble de l'art*. Je vais essayer d'en reproduire quelques-unes, le plus brièvement et le plus clairement possible.

AVANT-PROPOS

On a beaucoup écrit sur les diverses maladies des dents qui affectent l'humanité :

BAUMES a fait un traité remarquable sur la première dentition ;

LEMAIRE sur la physiologie et la pathologie des dents ;

MAURY nous a laissé un ouvrage sérieux sur l'art du dentiste ;

FOX, sur l'histoire naturelle et les maladies des dents de l'espèce humaine ;

Gariot s'est occupé spécialement des maladies de la bouche ;

Rousseau, de l'anatomie comparée du système dentaire chez l'homme.

D'autres ont écrit sur l'hygiène de la bouche, la conservation des dents, les pâtes minérales à employer pour l'obturation des caries, les aurifications, les poudres et élixirs dentaires, etc.

Tout praticien doit connaître ces ouvrages et les consulter à l'occasion ; mais, pour les bien comprendre, il lui faut posséder les connaissances anatomiques et physiologiques qui guident si bien le médecin et le chirurgien dans toutes leurs opérations.

Je trouve que l'on a beaucoup négligé une branche importante de notre art, *la prothèse dentaire*. Pourquoi ? Parce que, sans doute, elle n'offre pas autant d'intérêt à traiter que toutes celles qui touchent à l'art de guérir, ou bien parce que les dentistes qui ont précédé notre siècle n'attachaient qu'un intérêt secondaire à la pose des dents artificielles ; pourtant elles rendent de grands services à l'humanité, puisqu'il est reconnu que les dentiers reconstituent le physique et la prononciation, perdus par la chute des dents naturelles, et qu'ils sont les auxiliaires *indispensables* de l'estomac pour remplir avec succès les fonctions digestives.

Je vais donc dans cet opuscule :

1° Parcourir les diverses phases du travail de la première et de la deuxième dentition ;

2° Décrire quelques observations pathologiques que j'ai rencontrées dans ma clientelle, ce qu'expliquent les deux gravures placées à la page 95, qui représentent la nouvelle méthode que j'emploie pour la pose des dents partielles et de mes nouveaux dentiers (1);

3° Rapporter quelques cas rares de déviations dentaires, et expliquer les moyens que j'emploie pour les ramener à l'état normal, avec mon nouveau système *de plan incliné*, ainsi qu'avec mon nouvel appareil de redressement *par compression* et *par attraction*;

4° Donner un aperçu des maladies des dents, de leurs causes, et des moyens à employer pour les guérir.

(1) Je produis aussi les gravures de deux porte-empreintes, qui sont indispensables pour la réussite de mes nouvelles pièces.

CHAPITRE PREMIER

DE LA PREMIÈRE ET DE LA DEUXIÈME DENTITION

DÉVELOPPEMENT DES MACHOIRES PENDANT LE TRAVAIL DE LA PREMIÈRE DENTITION DANS LE FŒTUS

Les mâchoires sont formées avant les germes dentaires : ces derniers ne sont perceptibles à nos sens que lorsque les mâchoires sont parvenues à un certain degré d'ossification.

L'enfant, à sa naissance, ne montre aucune apparence de dents, et pourtant elles sont formées dans les mâchoires depuis longtemps, car les germes des dents existent dans le fœtus, dès le deuxième mois de conception ; ils commencent à s'ossifier vers quatre mois et demi, vers le milieu de la gestation, et les premières dents qui s'ossifient sont les *incisives inférieures*, puis les *supérieures*, les *canines*, et ensuite les *molaires*. Ce n'est, le plus souvent, que vers le sixième et le huitième mois après la naissance, que commence *l'éruption* des premières dents.

A la naissance, les mâchoires sont dépourvues de dents et se touchent immédiatement. La courbe formée par le corps de la mâchoire inférieure affecte, à cette époque de la vie, une sorte d'angle dont le sommet est tourné en avant, où il détermine, vers *la symphyse du menton*, une saillie remarquable ; *ses condyles* sont situés au-dessous des apophyses coronoïdes, au-dessus des angles inférieurs, et dirigés en arrière, de manière à se trouver presque de niveau avec le bord alvéolaire.

Après la naissance, les maxillaires présentent une conformation toute différente de celle qu'ils doivent avoir par la suite; ils ont une très-petite étendue, et ils achèvent leur développement avec celui des dents ; les parties les plus remarquables des maxillaires pendant la dentition sont, pour l'inférieure, les *condyles*, les *angles*, et les *apophyses coronoïdes*, et pour la supérieure, les *apophyses montantes* et les *sinus*.

Lorsque les dents commencent à se développer, les *condyles* de la mâchoire inférieure se redressent sur son corps, les branches deviennent apparentes et forment un *angle très obtus ;* lorsque la dentition est terminée, ces branches se rapprochent de *l'angle droit*, et les *condyles* sont, à peu de chose près, à la même hauteur que les *apophyses coronoïdes*.

Les maxillaires supérieurs, au moment de la naissance, n'existent, en quelque sorte, que par leur *bord alvéolaire* et leur *apophyse montante*; on aperçoit à peine la trace des *sinus maxillaires*. Ce n'est que pendant que s'opère le travail dentaire que ces os acquièrent une étendue considérable, et que la capacité des *sinus* augmente.

L'odontophie, appelée vulgairement dentition, est le développement des dents et leur apparition sur le bord libre des mâchoires, opérés par le travail de la nature.

§ 1er

PREMIÈRE DENTITION

Il existe deux dentitions : la première comprend le développement et l'éruption des dents de lait, qui sont au nombre de *vingt*, dix à chaque mâchoire ; la seconde comprend la formation et la sortie des dents secondaires, dont le nombre est de *trente-deux*, également partagées à chaque mâchoire, lorsque la bouche est complète. La première dentition a lieu à partir de la formation des mâchoires jusqu'à l'âge de six à sept ans, la seconde depuis cette époque jusqu'à l'âge adulte. La nature, toujours sage dans ses opérations, a établi deux dentitions chez l'homme. Ce phénomène, vraiment digne d'attention, vient sans doute de ce que toutes les parties du fœtus étant proportionnées à la capacité de *l'utérus*, le nombre des germes dentaires, existant à cette époque de la vie, n'aurait pas été suffisant, relativement aux dimensions que les mâchoires acquièrent dans l'âge adulte.

Les dents, de même que les autres parties de l'économie, ne peuvent être perçues par nos sens au moment de la conception ; les premiers rudiments de leur formation sont confondus dans un fluide *gélatino-séreux* que renferme une petite poche *vésiculaire*, qui constitue *l'ovule humain*.

Après la conception, toutes les parties anatomiques qui doivent constituer l'homme se développent graduellement, et ce n'est que vers le quatrième ou le cinquième mois de gestation, que les mâchoires commencent à prendre assez d'accroissement pour que le germe des dents puisse être aperçu d'une manière sensible.

A cette époque de la vie, le germe des dents se montre sous la forme d'une *pulpe gélatiniforme;* laquelle est recouverte par une membrane qui lui est propre, et contenue dans une petite poche membraneuse dont sont tapissées les cavités alvéolaires, où les dents sont renfermées jusqu'à leur éruption. Cette *pulpe*, qui n'était qu'un fluide à son origine, se pénètre bientôt de vaisseaux sanguins, qui y déposent peu à peu les substances nécessaires à l'ossification des dents ; elle devient alors de plus en plus *consistante*, ensuite *cartilagineuse*, et enfin *osseuse*.

Les vaisseaux sanguins de la pulpe dentaire lui donnent une teinte rougeâtre, et, à mesure qu'ils y apportent la substance calcaire d'où les dents tirent leur dureté, elle se transforme graduellement en *cartilage;* bientôt on aperçoit au sommet de la couronne des pointes osseuses qui finissent par recouvrir toute la portion externe de la pulpe ; la couronne est alors formée. On trouve encore à cette époque, dans la cavité dentaire, une partie de la substance *pulpeuse* que certains anatomistes ont regardé comme *nerveuse*, mais qui n'est qu'une matière *gélatineuse* où rampent des vaisseaux très déliés. Lorsque les dents sont parvenues à leur entier développement, la substance *pulpeuse* se résorbe entièrement, il ne reste plus dans leur cavité qu'une membrane très mince, dans laquelle se ramifient les vaisseaux nourriciers et les nerfs : toutes ces parties disparaissent lorsque les orifices des racines des dents tendent à *s'oblitérer*.

Quand on examine l'intérieur des mâchoires d'un fœtus à terme, on y trouve des loges appelées alvéoles, contenant des vésicules membraneuses, dans lesquelles sont renfermés les rudiments des dents, ou, pour mieux dire, les couronnes des dents déjà ossifiées et recouvertes d'une couche blanche qui n'a pas encore acquis la dureté qu'elles devraient avoir dans la suite.

Les couronnes que l'on rencontre dans ces vésicules *périostotiques* varient déjà beaucoup quant à la forme, selon l'ordre des dents auxquelles elles appartiennent. Pour les incisives, leur forme est celle d'un *coin* à fendre du bois; pour les canines, celle d'un *cône* ou bien d'une *pyramide quadrangulaire ;* pour les petites molaires, celle d'un *quadrilatère* légèrement arrondi, surmonté de deux tubercules ; et pour les grosses molaires, celle d'un quadrilatère plus allongé que le précédent, aussi légèrement arrondi et surmonté de quatre et quelquefois de cinq *tubercules*.

Toutes ces couronnes présentent une cavité dont la forme correspond à celle des dents. Cette cavité est en raison du développement des couronnes ; elle est remplie par la pulpe dentaire. Il en est de même de la seconde dentition, mais ces dernières sont plus fortes que celles de lait.

Lorsque les dents ont acquis ce premier degré de formation, elles deviennent de plus en plus épaisses et dures, et se revêtent d'une substance calcaire blanche, friable, que l'on appelle *émail*. Les rudiments de cette substance sont apportés par des vaisseaux qui pénètrent la matière osseuse et dont la présence se manifeste par une teinte rosée de la couronne; cette teinte s'efface quand la dent est parvenue à son entier développement.

Après la naissance, on trouve dans l'épaisseur des mâchoires les couronnes des dents de lait ossifiées. Des sacs membraneux, fournis par la membrane alvéolaire, les enveloppent de toutes parts. Ces sacs adhèrent, du côté de la couronne, à la gencive ; et du côté de la racine, au fond des alvéoles. Lorsque les couronnes des dents de lait sont entièrement développées, la formation des racines commence, les dents soulèvent alors les gencives et finissent bientôt par les percer en les poussant devant elles.

Les dents se forment entre deux membranes ; l'une, *externe*, sert de périoste, l'autre, *interne*, sert de membrane médullaire et appartient à la pulpe dentaire. Quand l'ossification des dents est terminée, elles sont composées de deux substances osseuses, dont la première, appelée *émail*, n'occupe que la face externe de la couronne, et la seconde, dite éburnée, en forme le corps et la racine. Après que les dents ont fait éruption, on peut les diviser en deux parties distinctes, savoir : l'une libre et visible dans la bouche, *la couronne*, et l'autre adhérente, invisible, *la racine*, fixée aux alvéoles par un périoste qui leur est commun avec les mâchoires.

Jusqu'au quatrième mois de la naissance, les mâchoires et le tissu compacte qui les recouvre n'éprouvent aucun changement ; mais, à mesure que l'organisation fait des progrès, les mâchoires deviennent plus apparentes, les cavités alvéolaires se prolongent, les *rebords osseux qui les constituent* s'étendent et s'élèvent successivement, la dent acquiert de nouvelles dimensions, et bientôt, ne pouvant plus être contenue dans l'alvéole, elle soulève, tend et perce la portion alvéolaire de la membrane, le tissu pulpeux qui constitue la gencive, et la membrane muqueuse qui les revêt. Cette perforation se fait ordinairement avec quelque difficulté, parce que cette triple couche s'amincit peu à peu, à mesure que l'éruption approche. La dent sortie, les tissus membraneux continus s'unissent par leurs bords, adhèrent ensemble à son collet et constituent un bourrelet circulaire qui en assure la solidité.

L'époque à laquelle paraissent les premières dents chez les enfants est très-variable, car on cite plusieurs exemples d'enfants qui ont apporté en naissant une, deux et même quatre dents : témoin Louis XIV, le grand roi, qui vint au monde avec deux dents incisives à chaque mâchoire. J'ai aussi pour cliente une dame qui m'a fait voir un enfant d'un mois venu au monde avec les deux incisives médianes inférieures ; un autre enfant, du nom de Henri D., de Beauvais (Oise), fut surnommé Henri IV, parce qu'il était né avec les quatre incisives supérieures, etc., etc.

L'éruption des dents de la première dentition est graduée ; le plus ordinairement, elles sortent deux à deux, à des intervalles plus ou moins éloignés, et c'est généralement entre le sixième et le douzième mois que les *deux incisives centrales inférieures* sortent les premières. Deux mois après environ, paraissent les *grandes incisives supérieures*, les *incisives* latérales inférieures, et les petites incisives supérieures viennent ensuite à une égale distance de temps ; quelques mois plus tard paraissent les canines d'en bas, puis celles d'en haut. Il arrive quelquefois que les canines ne sortent qu'après les premières petites molaires, d'autres fois elles sortent ensemble, mais toujours du quatorzième au vingtième mois. Les premières molaires sont sorties de trois à quatre ans; les secondes ont achevé, comme je l'ai déjà dit, la première dentition qui se compose de vingt dents.

La première dentition se fait donc de la manière suivante : Les quatre incisives centrales inférieures et supérieures paraissent les premières, du cinquième au dixième mois ; les quatre incisives latérales, du neuvième au seizième mois ; les quatre canines, du quatorzième au vingt-cinquième mois : les quatre premières molaires, du vingt-unième au trente-deuxième, et les quatre dernières molaires, du trentième au quarante-huitième mois. Cette marche n'est pas toujours invariable pour les développements de la première et de la deuxième dentition, comme l'ont dit plusieurs dentistes, attendu que cela dépend de la plus ou moins grande richesse de constitution des sujets.

Les dents de la deuxième dentition se forment et se développent de la même manière que les dents de lait ; elles occupent l'épaisseur des mâchoires au-dessous des dents de la première dentition, pour la mâchoire inférieure, et au-dessus pour la mâchoire supérieure ; leurs germes ne peuvent s'apercevoir à la naissance, car ils ne sont, pour ainsi dire, que des points rougeâtres, difficiles à distinguer du tissu spongieux des mâchoires, que certains dentistes appellent des *embrions dentaires*.

---

§ 2

DEUXIÈME DENTITION

Comme il existe deux dentitions, je vais donc avoir deux éruptions à considérer. La première comprend les dents de lait, ainsi nommées parce qu'elles se développent pendant le temps de la lactation, et qui ne servent à la mastication que jusqu'à l'âge de sept à douze ans.

La seconde éruption comprend les dents des adultes, qui viennent depuis huit jusqu'à quatorze ou quinze ans, et restent jusqu'à la vieillesse.

Avant la naissance, les mâchoires, surtout l'inférieure, sont creusées dans leur plus grande étendue par une gouttière demi-circulaire, plus longue que large ; l'inférieure est formée de deux portions qui se réunissent à la partie moyenne, que l'on appelle *symphyse du menton*. Cette gouttière, qui doit former par la suite autant de cavités isolées qu'il existe de dents, contient les follicules dentaires, que j'ai déjà dit être renfermées dans les vésicules membraneuses qui ne sont pas encore séparées par les cloisons alvéolaires, dont on trouve à peine l'indication à cette époque de la vie.

A la naissance, les follicules des dents de lait, au nombre de dix pour chaque mâchoire, commencent à être séparées par des portions de cloisons, remarquables surtout pour les incisives dont la couronne est déjà ossifiée. Les cloisons alvéolaires de la mâchoire supérieure sont généralement plus distinctes à la naissance que celles de l'inférieure ; on aperçoit alors, comme je l'ai déjà dit, des points rougeâtres qui vont devenir les dents de remplacement. Suivant le docteur *Jules Cloquet*, « les dents de la » deuxième dentition ont déjà leurs » germes visibles sur le fœtus de trois » ou quatre mois de conception ; ils » sont placés derrière les follicules de » la première dentition, pour les dents » de remplacement, et plus en arrière,

» dans l'épaisseur de la mâchoire, » pour les autres. »

A mesure que les dents de lait s'ossifient et qu'elles tendent à faire éruption, les cloisons alvéolaires achèvent de se former, et l'on rencontre un sixième alvéole de chaque côté des mâchoires, dans lequel est renfermée la première dent *grosse-molaire*, dont le travail osseux, ainsi que celui des dents secondaires, est assez avancé. Ces dernières sont contenues dans des cavités situées au-dessous des dents de la première dentition pour la mâchoire inférieure, et au-dessus pour la mâchoire supérieure ; ces cavités se changent dans la suite et forment de nouveaux alvéoles qui subsistent jusqu'à la vieillesse.

Lorsque les dents de lait, de même que les premières grosses molaires, ont fait éruption, les dents de remplacement se développent alors d'une manière rapide et poussent devant elles les dents de la première dentition, en faisant disparaître les alvéoles qui les contenaient.

Les dents secondaires, qui, à leur origine, sont aussi contenues dans *des sacs membraneux* situés, pour ainsi dire, dans les mêmes alvéoles que les dents de lait, sont placées dans l'épaisseur des os maxillaires de la manière suivante :

---

§ 3

TRAVAIL DE L'ÉRUPTION DES DENTS DE LA MACHOIRE INFÉRIEURE

Dans la mâchoire inférieure, les incisives de remplacement sont situées derrière les alvéoles des racines des dents de lait, qu'elles poussent en haut et en avant lorsqu'elles tendent à faire éruption, et de manière à percer la partie supérieure de la paroi postérieure du bord alvéolaire, qui est très mince. Alors les incisives de lait s'ébranlent fortement et tombent, puis leurs alvéoles disparaissent. Les incisives moyennes de remplacement, qui se montrent les premières sur le bord alvéolaire, sont placées dans leurs cavités maxillaires un peu plus haut que les incisives latérales.

Les *canines*, situées très bas dans l'épaisseur de la mâchoire inférieure, sont, pour ainsi dire, enclavées entre les incisives latérales et les premières petites molaires, qui leur sont bien supérieures ; elles font éruption de bas en haut et de dehors en dedans, de sorte qu'elles détruisent les alvéoles des dents de lait, en les refoulant d'arrière en avant.

Les premières petites molaires, placées au-dessus des canines et un peu plus bas que les incisives, sont moins grosses que les molaires de lait au-dessous desquelles elles se trouvent ; lorsqu'elles tendent à sortir de leurs alvéoles, elles forcent ces dernières à tomber, en les chassant devant elles et en détruisant le fond de leurs alvéoles ; elles font en même temps disparaître les cavités de leurs racines par une pression qu'elles exercent latéralement.

Les secondes petites molaires sont presque de niveau avec les premières petites molaires ; leur éruption s'opère de la même manière ; au fur et à mesure que les dents de la seconde dentition prennent de l'accroissement, celles de la première vacillent, se détachent et tombent spontanément, presqu'entièrement privées de leurs racines ; si on les arrache dès qu'elles sont un peu ébranlées, on leur en trouve encore une partie, mais rongée dans le sens vertical par la dent qui la pousse.

En examinant avec attention la cause de ces phénomènes, voici ce que l'on observe : les dents de la seconde dentition sont placées, comme je l'ai dit déjà, au-dessous et derrière les alvéoles des dents de la première. En poussant, elles pressent sur la paroi postérieure des alvéoles des dents de lait ; par suite de cette pression, les cloisons osseuses s'amincissent et se perforent, les dents de remplacement s'introduisent peu à peu dans les alvéoles des dents de lait par cette ouverture, et bientôt déterminent *l'atrophie* de leurs vaisseaux et l'absorption de leurs racines.

L'absorption des cloisons alvéolaires et des racines des dents caduques ne paraît pas déterminée par la simple pression exercée par les dents permanentes lorsqu'elles veulent faire éruption. Quelques anatomistes admettent avec Bourdet, Laforgue et autres, que cette absorption est opérée par un organe *essentiellement* vasculaire, sorte d'appareil absorbant qui recouvre le sommet de la couronne des dents de remplacement.

---

§ 4

TRAVAIL DE L'ÉRUPTION DES DENTS DE LA MACHOIRE SUPÉRIEURE

Dans cette mâchoire, les incisives de remplacement sont situées derrière les incisives de lait, qu'elles chassent en les poussant en bas et en avant, et en tendant à percer la paroi postérieure du bord alvéolaire ; les incisives moyennes sont placées plus bas que les incisives latérales : ces dents croissent, de même que les autres dents de cette mâchoire, de haut en bas.

Les canines sont situées beaucoup plus haut que les incisives latérales et les petites molaires, entre lesquelles elles sont enclavées.

Les petites molaires, placées un peu plus haut que les incisives, mais beaucoup plus bas que les canines, font leur éruption comme les petites molaires de la mâchoire inférieure.

Je dois rappeler ici que les canines de la mâchoire inférieure se trouvent situées beaucoup plus bas que les autres dents de cet organe osseux, tandis que les canines de la mâchoire supérieure sont situées, au contraire, beaucoup plus haut que toutes les autres dents de cette même mâchoire, où elles occupent une partie des *apophyses montantes*.

Pendant le temps que s'opère l'éruption des dents de la première dentition, les premières grosses molaires, qui paraissent avant le renouvellement des dents de lait pour rester jusqu'à la vieillesse, se développent d'une manière sensible : d'après leur volume, elles occupent un plus grand espace dans les mâchoires que les dents précédentes.

A mesure que les dents de la seconde dentition ont fait éruption, on voit s'opérer le développement des deuxièmes grosses molaires de chaque mâchoire, à peu près de niveau avec les premières.

Voici du reste comment se fait ordinairement l'éruption des dents de remplacement, d'après l'ordre établi par les physiologistes : l'éruption des dents en général commence ordinairement par la mâchoire inférieure et suit la marche suivante :

1° Les incisives moyennes de la mâchoire inférieure ;

2° Celles de la mâchoire supérieure ;

3° Les incisives latérales inférieures puis les supérieures ;

4° Les canines inférieures, qui sont suivies des supérieures ;

5° Enfin les petites molaires inférieures et supérieures qui complètent la seconde dentition, du moins pour les dents de remplacement, qui sont au nombre de *vingt ;* mais nous avons ensuite des dents de complément, qui achèvent la seconde dentition en la portant au nombre de *trente-deux dents*.

Ces dents de complément sont au nombre de douze : six à chaque mâchoire, trois de chaque côté ; on les distingue par les noms numériques de *premières*, *secondes* et *troisièmes grosses molaires*.

Vers la septième année, les premières grosses molaires paraissent, les premières à la partie la plus reculée des mâchoires, tandis que les dents de lait commencent à vaciller, et tombent, en général dans l'ordre de leur éruption. Les incisives et les canines sont successivement remplacées, à la mâchoire inférieure et à la supérieure, par des dents semblables à elles, mais plus larges et plus grandes; les deux grosses molaires de *lait* sont remplacées par les deux petites molaires permanentes ; vers l'âge de dix à douze ans, il pousse une deuxième molaire de chaque côté, derrière la première, et de douze à quatorze ans les deux grosses molaires; alors la bouche est garnie de vingt-huit dents.

D'après *Maury* on peut saisir, d'un coup d'œil, les diverses époques où se montrent les dents de la *seconde dentition*.

Les quatre premières grosses molaires et les deux incisives centrales inférieures paraissent de six à huit ans; les deux incisives centrales supérieures, de sept à neuf ans; les quatre incisives latérales, de huit à dix ans; les quatre premières petites molaires, de neuf à onze ans; les quatre canines, de dix à douze ans; les quatre deuxièmes petites molaires, de onze à treize ans; les quatre deuxièmes grosses molaires, de douze à quatorze ans.

De dix-huit à trente-cinq ans et même jusqu'à quarante, il pousse quatre dernières molaires, vulgairement appelées dents de sagesse. Ces sortes de dents se montrent à des époques très-éloignées les unes des autres, mais généralement de dix-huit à trente ans; assez souvent il n'en sort que deux, ou seulement une: quelquefois aussi elles ne sortent pas des mâchoires, comme on le remarque chez certaines femmes, parce que les os maxillaires sont trop peu développés; ces dents ont une forme peu régulière, elles présentent quelquefois trois ou quatre racines réunies et soudées ensemble, d'autre fois elles sont plates et ne laissent voir leurs corps qu'à moitié; tantôt elles sont renversées sur les précédentes, tantôt déjetées en dehors de la bouche; elles ont souvent une forme bizarre et sont quelquefois très-grosses: on en voit encore d'étiolées, parce qu'elles sont trop serrées dans l'angle de la mâchoire, trop peu développée pour recevoir cette seizième dent.

D'après ce qui vient d'être dit sur l'éruption des dents, on pourrait croire qu'elle suit toujours une marche constante, mais rien au contraire ne présente plus de variété: sur beaucoup d'enfants que j'ai été à même d'examiner, un grand nombre n'a pas justifié l'ordre exact dont il vient d'être parlé.

A mesure que les dents poussent, les mâchoires s'écartent l'une de l'autre, et la face prend une plus grande dimension dans son sens vertical, les branches de la mâchoire inférieure se redressent, leur angle devient plus saillant, et la *tubérosité maxillaire* s'affaisse après la sortie de la dent de sagesse.

Lorsque toutes les dents sont sorties, les deux arcades qu'elles forment par leur réunion ont une figure *parabolique :* la supérieure est un peu plus évasée que l'inférieure, qu'elle embrasse lorsque les mâchoires sont rapprochées ; le bord libre de ces arcades est ondulé ; il est simple dans sa partie antérieure, que forment les dents incisives et les canines ; en arrière, il présente deux lignes plus grandes en raison de la largeur des dents molaires, et la disposition de leurs tubercules, l'externe de ces lignes est plus tranchante que l'interne, à la mâchoire supérieure; on observe le contraire à la mâchoire inférieure (*Cloquet*).

---

§ 5

ACCIDENTS QUI PEUVENT RÉSULTER PENDANT LE TRAVAIL DE LA PREMIÈRE ET DE LA DEUXIÈME DENTITION MOYENS DE LES PRÉVENIR

La dentition, en général est une opération naturelle, qui, de même que l'accouchement, ne peut s'effectuer sans douleur. L'éruption des dents n'a pas toujours lieu avec facilité. Il survient quelquefois des accidents très graves pendant leur sortie, car, de même que, pendant le travail de l'enfantement, les vices de conformation du bassin ou du fœtus rendent l'accouchement laborieux et par cela dangereux, de même la disposition vicieuse des organes de la dentition doit quelquefois en rendre le travail pénible et redoutable. Les organes masticateurs sont construits de manière à prédisposer singulièrement au développement de maladies sérieuses; cette prédisposition tient à la dureté des parties dans lesquelles les dents sont renfermées, à la présence de nerfs volumineux, et à l'épaisseur de la membrane gengivale, qui oppose plus ou moins de résistance aux dents, lors de leur éruption.

Les accidents qui accompagnent ordinairement la première dentition sont très nombreux ; nous voyons que depuis la formation du premier rudiment de la pulpe dentaire, jusqu'à l'achèvement complet des dents de la première dentition, la nature est toujours en travail, ce qui peut causer de graves accidents.

Parmi les maladies qui se présentent le plus ordinairement, les unes appartiennent directement au travail local de la dentition ; tels sont le *ptyalisme*, le *gonflement inflammatoire* des gencives, les aphthes, quelquefois l'inflammation *de la membrane interne* de la bouche. Les autres peuvent être considérées comme des affections *sympathiques* : tels sont les *vomissements*, les *diarrhées*, plusieurs éruptions *cutanées* et les *convulsions*. Ces accidents sont d'autant plus graves, que les nerfs dentaires fournis par la cinquième paire (ou nerf trifacial) participent à l'irritation, ce qui donne lieu à l'apparition d'un grand nombre de *névroses*. Sur huit cadavres d'enfants de quatre à sept ans, morts à l'hôpital des Enfants pendant le travail de la seconde dentition, on a remarqué par la suppuration qui existait dans l'oreille interne, qu'ils avaient été atteints d'une *otite*, qui a pu seule leur donner la mort : cette maladie est fréquente à cette époque de la vie, à cause de la *propagation inflammatoire* qui peut avoir lieu de la mâchoire dans l'oreille interne. Le système nerveux, vu ses nombreuses anastomoses, est souvent affecté si fortement, que beaucoup d'enfants meurent dans les convulsions (maladie dont je parlerai plus loin).

La sortie des premières dents se manifeste ordinairement par un peu de chaleur aux gencives, par une salivation plus abondante et par une irritation peu douloureuse il est vrai, mais qui *force* l'enfant à porter à sa bouche ses doigts et tout ce qu'il rencontre sous sa main. Le bord circulaire des gencives s'applatit, souvent le nez est le siége d'un prurit incommode qui provoque de fréquents éternuements, la sécrétion des urines augmente, les mouvements de l'enfant sont brusques, il est impatient, il pleure facilement, il est agité pendant son sommeil; souvent il se réveille en sursaut en poussant des cris douloureux, et il survient des déjections alvines plus ou moins abondantes. La gencive devient très rouge par le gonflement que la dent occasionne; puis, elle est lisse, tendue, et lorsqu'elle blanchit, la dent projette une espèce de transparence, qui indique qu'elle est prête à se montrer au dehors.

Cette espèce de tuméfaction s'étend quelquefois à toute la mâchoire, quand plusieurs dents veulent sortir en même temps. Cette gencive tuméfiée fait éprouver à l'enfant des sensations très douloureuses lorsqu'on y touche : toutes les souffrances disparaissent quand la dent est sortie.

Lorsque la dentition présente des difficultés, la nature semble, pendant le travail de celle-ci, concentrer toutes les forces du sujet sur les organes dentaires. Alors les autres fonctions de l'économie se troublent, l'appétit disparaît, l'enfant devient *morose, criard, irascible*, et perd le sommeil, ou bien il est triste, abattu, et tombe dans de profonds assoupissements. Sa susceptibilité nerveuse augmente, le lait est vomi avec facilité, il se manifeste une diarrhée séreuse, jaunâtre ou verdâtre, ou bien encore une constipation opiniâtre ; la salivation est très abondante, les gencives sont fortement tuméfiées et sensibles, les glandes *parotides* et *salivaires* sont très engorgées ; on remarque des mouvements convulsifs sur plusieurs parties du corps ; ces symptômes sont toujours fâcheux, ils paraissent déterminés par le tiraillement qu'éprouvent les fibres nerveuses du périoste et des gencives ; il y a fréquemment de la fièvre, de l'agitation, des gémissements, de la frayeur, du délire, etc., etc. ; il est rare que la mort ne vienne pas après une série de phénomènes aussi alarmants, si on ne les combat pas par de prompts secours.

Le mode curatif approprié aux accidents qui accompagnent l'éruption des dents, consiste à saigner, purger, dériver, débiliter ou fortifier ; aux enfants faibles et débiles, il faut donner de légers toniques sous forme de vins et de sirops : ces dernières préparations sont préférables ; pour les enfants forts, au contraire, il faut employer les laxatifs et les émollients. Si le travail dentaire est pénible et qu'il ne survienne pas de diarrhée *(déjection alvine)*, ce qui a ordinairement lieu pendant la dentition (même chez les animaux), il faut purger l'enfant avec de légers minoratifs, pour dériver, en stimulant le système nerveux, la vie organique.

Si l'enfant est atteint de *congestion cérébrale*, accident qu'on reconnaît à un état de somnolence, d'assoupissement ou d'abattement continuels, il faut poser quelques sangsues derrière les oreilles, donner quelques pédiluves, et poser des vésicatoires à la partie postérieure de la tête, surtout si l'enfant a eu des *éruptions* du *cuir chevelu* ou de la face, qui se soient supprimées. Dans le cas où il y aurait des mouvements convulsifs, il faudrait avoir recours aux *antispasmodiques*, aux *aromatiques*, aux *calmants* et aux *narcotiques*, principalement sous forme de bains. S'il se déclarait des maladies étrangères à la dentition, il faudrait les combattre de la même manière que lorsqu'elles apparaissent à d'autres époques de la vie, en ayant soin de recourir à un médecin habile.

Les mères-nourrices, pendant le temps de la dentition, doivent forcer les enfants au sommeil, le plus qu'elles le pourront, parce que cet état facilite les digestions et répare les forces, en permettant une distribution régulière des sucs nutritifs ; le calme qui accompagne le sommeil est d'un heureux présage, et ce n'est pas lorsque le corps en jouit, que les accidents peuvent se manifester. Il faut donc employer tous les moyens pour endormir les enfants, soit en diminuant le jour du lieu où ils sont couchés, ou bien en faisant régner le silence autour d'eux, en les berçant doucement, ou enfin en administrant de légers somnifères. La diarrhée étant un accident qui complique assez ordinairement la dentition, il faut porter toute son attention à en préserver les enfants, pour conjurer les funestes effets dont elle est quelquefois suivie ; il faut alors faire évacuer les matières âcres qui peuvent être déposées dans les intestins et dont la rétention et le séjour sont les causes ordinaires du cours du ventre, et employer à cet effet les minoratifs.

Comme il n'est pas aisé de faire prendre aux enfants toutes sortes de purgatifs, il faut se servir d'une infusion de *trois* à *quatre grammes de rhubarbe* dans un quart de litre d'eau, édulcorée avec du sucre ou quelque sirop léger, et le faire prendre *par cuillerée*, de demi-heure en demi-heure, jusqu'à ce que l'on ait vu évacuer quelques selles à l'enfant ; avec *quatre à cinq grammes de séné mondé*, infusé dans le jus de quelques pruneaux noirs édulcorés et donné de même par cuillerée, on réussit également. Ces purgatifs sont préférables à la manne, qui pèse sur l'estomac, donne des vents, ou ne passe pas. Il faut supprimer ce qui reste de ces médicaments, lorsqu'une partie a rempli les résultats qu'on attendait. Ces moyens purgatifs sont simples et commodes et s'emploient avec facilité ; la *rhubarbe*, comme on le sait, purge doucement et fortifie, son usage ne peut que disposer les organes digestifs à bien faire leurs fonctions.

Si le ventre était un peu tendu, et qu'il y eût de la constipation, il faudrait administrer de petits lavements, et s'il y avait douleurs sourdes au bas ventre, il faudrait faire quelques frictions avec de l'huile d'olive chaude ou camphrée, et couvrir ensuite cette région avec une flanelle trempée dans une décoction de plantes émollientes, telles que guimauve, mauve, camomille, mélilot ou sureau.

La nourriture que l'on doit donner aux enfants doit être substantielle et propre à contribuer au travail de la dentition, en les conservant dans un état de vigueur et de santé. Le lait, qui est leur principal aliment, doit être pur et surtout de facile digestion ; on doit prendre de préférence le lait de vache ou d'ânesse pour faire les bouillies, celui de chèvre est moins bon ; la farine doit être remplacée par de la mie ou de la croûte de pain blanc, bien séchée et *pulvérisée*, ou mieux encore un pain entier bien recuit, puis réduit en poudre ; la chapelure de pain, la biscote, séchées au four et bien broyées, peuvent être également choisies : on les emploie de la même manière que la farine, en les faisant cuire avec du lait en consistance un peu liquide. Cet aliment n'a aucun des inconvénients que comporte la bouillie dont la farine est la base. Le pain, ayant déjà subi la fermentation, constitue, avec le lait, un aliment solide que je recommande : l'usage que de prudents observateurs en ont fait faire à plusieurs enfants, dans le travail même de la dentition, est un sûr garant que cet aliment peut suppléer utilement au lait des nourrices, quand elles en manquent ou quand il est mauvais.

On peut encore leur donner des biscotes desséchées ou des croûtes, trempées dans du bouillon de bœuf ou de poulet.

L'eau d'orge coupée avec du lait, ou l'émulsion d'amandes douces, est préférable à toute autre boisson ; on peut, de temps en temps, donner de l'eau rougie un peu sucrée et même du vin pur un peu sucré, mais avec une grande réserve ; si l'enfant va difficilement à la garde-robe, il faut lui mettre du miel dans ses breuvages ; on doit en outre ne pas négliger les soins de propreté et donner, s'il se peut, à l'enfant, lorsque les parents sont dans l'impossibilité de le garder auprès d'eux, une seconde mère qui le soigne et le traite avec douceur, sans le brusquer ni le contrarier. Il faut aussi lui choisir une habitation sur un endroit élevé, aéré, bien exposé au soleil, et avoir soin de le promener pendant les beaux jours, afin qu'il respire un air pur et vivifiant.

Il ne faut pas donner, comme on le fait vulgairement, des hochets aux enfants, parce que, les ayant sans cesse dans la bouche, les glandes salivaires surexcitées par la présence de ce corps étranger, secrètent une très-grande quantité de salive, qu'ils avalent le plus souvent, ce qui surcharge leur estomac et rend leurs digestions difficiles.

Lorsque les enfants souffrent par trop des gencives et qu'elles s'opposent trop fortement à la sortie des dents, on fait des incisions avec le bistouri, sur toute la portion qui paraît blanchâtre.

On peut substituer aux hochets que les nourrices donnent aux enfants, des racines de guimauve bouillies dans une préparation sucrée ou aromatisée au goût de l'enfant ; on peut aussi se servir d'un morceau de réglisse, enveloppé d'un linge fin : ces substances relâchent et amollissent le tissu des gencives et en diminuent l'irritation.

Convulsions. Presque toutes les maladies des enfants occasionnent des convulsions proprement dites, ou, pour mieux m'expliquer, des mouvements involontaires dans certaines parties du corps. Celles dont les enfants sont attaqués pendant le travail de la dentition, ne doivent pas toujours être regardées comme une conséquence immédiate de ce travail. Il en est qui dérivent de causes générales qui influent sur les désordres de la dentition ;

mais il en est d'autres aussi qui dépendent immédiatement de la douleur que détermine la pousse difficile des dents ; elles se déclarent ordinairement chez les enfants extrêmement sensibles, plutôt chez ceux où il y a abondance de sang et d'humeur que chez ceux qui sont faibles et épuisés, ou qui proviennent de parents débiles et valétudinaires. C'est particulièrement pendant l'éruption des grosses dents molaires qu'elles se déclarent ; elles s'étendent plus ou moins, elles sont souvent bornées aux muscles de la face et des yeux, elles se propagent quelquefois aux membres supérieurs, rarement aux inférieurs, tantôt elles sont passagères et l'enfant recouvre promptement ses facultés, tantôt les accès se prolongent pendant un laps de temps considérable.

Le traitement des convulsions sympathiques diffère peu de celui des convulsions essentielles ; on doit le diriger suivant l'état du système nerveux de l'enfant pendant l'accès. Il faut employer les moyens qui peuvent apporter une prompte dérivation, tels que les demi-bains tièdes ou les bains entiers, les sangsues (avec beaucoup de réserve), les calmants narcotiques, les antispasmodiques, etc., etc. *Baumes* conseille « le camphre trituré avec un peu de sucre ou mêlé avec de la poudre de guttète, à la dose d'un centigramme par prise, que l'on répètera de deux heures en deux heures, c'est un excellent remède contre les convulsions. »

Selon les circonstances, on peut appliquer une sangsue derrière chaque oreille ou aux angles de la mâchoire inférieure, lorsqu'il y aura des symptômes de *pléthore*. Chez les enfants *faibles*, il faudrait employer les antispasmodiques proprement dits, ou permettre l'usage vulgaire des colliers *d'ambre*, de graines de pivoine, de racine de valériane, de têtes de vipère, etc. etc.; ces moyens, incapables de nuire, peuvent calmer l'imagination inquiète de certaines mères trop sensibles et trop sujettes à l'ignorance et à la crédulité populaires.

Beaucoup d'autres maladies se rattachent au travail de la dentition, telles que les fièvres cérébrales, l'entérite superficielle, la constipation, la diarrhée, les éruptions cutanées, etc., etc. Mais mon travail est trop restreint pour me permettre d'aborder ces questions.

CHAPITRE II

OBSERVATIONS PATHOLOGIQUES

On ne saurait apporter trop d'attention, avant de prendre une empreinte, à l'inspection des dents et des racines qui restent dans la bouche de la personne qui veut se faire opérer, surtout si l'on veut poser un dentier avec des ressorts : dans ce cas, on ne doit pas manquer de faire l'ablation des racines, fussent-elles insensibles, si on reconnaît sur leur bord un léger suintement purulent ; ou bien si elles présentent, à un centimètre environ du bord libre de la gencive, une pustule qui laisse échapper, à la pression du doigt, un liquide opaque, d'un blanc jaunâtre, ayant la consistance de la crême.

Si, comme cela arrive trop souvent, le sujet ne veut pas consentir à laisser faire l'extraction, il vaut mieux, alors, renoncer à la pose des dents artificielles que de l'exposer à encourir des dangers graves, tels que la présence d'une fistule dont le pus pourrait prendre issue à la face externe de la joue, ou la production d'un ostéosarcôme, qui nécessiterait une résection du maxillaire attaqué, ou enfin des inflammations buccales continuelles, dont les moindres inconvénients seraient de rendre l'haleine fétide, d'empêcher une bonne mastication et, comme conséquence naturelle, de provoquer de mauvaises digestions.

Comme rien n'est plus positif que des faits, je vais citer quelques-uns des principaux cas que j'ai rencontrés dans ma pratique.

Première Observation

CARIE DE L'OS MAXILLAIRE
FORET CASSÉ DANS UNE RACINE

Un magistrat bien connu dans Paris, étant retenu au lit par des douleurs très vives qu'il ressentait à la mâchoire supérieure, me fit appeler en consultation ; il me dit endurer des douleurs intolérables dans le voisinage de la petite incisive du côté gauche, qui avait été coupée à la suite d'une carie, pour être remplacée par une dent artificielle. Je constatai, en effet, que cette dent était fixée sur la grande incisive et la canine, à l'aide de deux ressorts en or : après avoir retiré ce petit appareil et examiné avec soin la gencive qui correspondait à la partie malade, je reconnus un phlegmon, circonscrit entre la grande incisive du côté droit et la deuxième petite molaire du côté gauche ; il était dur, rénitent, et d'une couleur rouge lie de vin d'un mauvais aspect. Comme je cherchais vainement la cause de cette maladie, je questionnai le malade, et il m'apprit que le dentiste à qui il s'était adressé *avait voulu d'abord mettre une dent à pivot, mais qu'il avait dû y renoncer, après avoir cassé un outil dans la racine.*

Guidé par cette révélation, je pris une sonde pour explorer la racine : au premier temps et sans le moindre effort, je la sentis s'enfoncer de près d'un centimètre dans son alvéole, qui alors laissa échapper à son collet une sanie des plus fétides. Les deux grandes incisives, la canine et les deux petites molaires étaient chancelantes ; en appuyant légèrement sur la canine, elle s'enfonça presqu'autant dans son alvéole que la racine de la petite incisive, en même temps qu'il s'écoula du pus comme de l'alvéole voisine.

Ces symptômes étaient d'un caractère tellement alarmant, que je conseillai d'aller chercher le médecin de la maison, qui constata une carie du maxillaire, s'étendant depuis la grande incisive du côté droit jusqu'à la deuxième petite molaire du côté gauche ; puis il conseilla, sans retard, l'extraction des dents chancelantes et la résection de la partie cariée de l'os. Le malade, qui était sous l'impression de la peur, résista aux conseils du docteur ; le mal s'aggrava rapidement et les douleurs devinrent telles qu'il ne pouvait plus ouvrir la bouche pour recevoir aucune espèce d'aliment. Un mois après, il mourait d'inanition et épuisé par les souffrances cruelles qu'il avait endurées. S'il avait voulu suivre les conseils que nous lui donnions, son chirurgien et moi, de se laisser faire la résection de la partie attaquée du maxillaire, il aurait souffert moins longtemps et, à moins de complications inattendues, il serait revenu à la santé. Je lui aurais posé un appareil avec lequel il aurait parfaitement mangé et qui n'aurait laissé aucune trace externe de l'opération.

Si le dentiste qui a été la cause de cette terminaison fatale eût été médecin, il se serait aperçu de la marche que prenait l'accident du foret cassé dans la racine, il aurait pratiqué de suite l'extraction de cette dernière et aurait évité toute espèce d'accident.

Deuxième Observation

MAUVAISE APPLICATION D'UN APPAREIL AVEC DES CROCHETS

Monsieur D.., habitant le boulevard des Italiens, près de chez moi, s'était fait poser, le 5 juin 18.., un appareil de six dents à la mâchoire supérieure, les quatre incisives et les deux premières petites molaires. Il endurait des douleurs tellement intolérables qu'un de ses parents, qui était mon client, lui donna le conseil de venir me consulter, ce qu'il fit le 14 juin, neuf jours après la pose de ses six dents ; après avoir examiné la bouche et l'appareil dentaire, qui tenait par un ressort sur la deuxième petite molaire du côté droit, un pareil ressort sur la petite molaire du côté gauche, et un pivot pratiqué dans la racine de la grande incisive du côté droit, je reconnus que la plaque qui passait derrière la canine du même côté la bridait tellement, qu'une déviation de quatre à cinq millimètres, d'arrière en avant, avait eu lieu. Il existait une forte inflammation de la gencive au sommet de la racine : je ne doutai pas un instant de l'existence d'une périostite. Aussi je conseillai l'extraction de la dent, en indiquant bien les dangers que l'on encourrait si on la voulait conserver. Mon nouveau client me dit qu'il consulterait sa femme et qu'il reviendrait, ce qui signifiait d'une façon polie qu'il ne voulait pas se faire opérer, quoi qu'il en pût arriver! Cependant, à deux heures du matin on vint me chercher en me recommandant de prendre mes instruments pour arracher la dent de M D...

Je me rendis chez le malade, que je trouvai en proie au délire et à une grande agitation, qui donnait à craindre, à son médecin présent, un accès tétanique.

Je profitai d'un instant de rémission pour saisir la dent avec mon davier et l'extraire, sans même prendre le temps d'ôter l'appareil dentaire qui, du reste, ne pouvait plus servir, et qui est venu en deux morceaux avec la dent.

Il est sorti de l'alvéole au moins le contenu d'un verre à bordeaux d'une substance grisâtre, gélatiniforme, ayant toute l'apparence du bourbillon d'un furoncle : le docteur a fait des injections avec une préparation iodurée, les souffrances ont immédiatement cessé et le malade a échappé aux dangers les plus sérieux.

M. D.... reproche au dentiste de n'avoir pas tenu compte de sa déclaration (avant la pose des six dents), que la canine le faisait quelquefois souffrir. Ce praticien, au lieu de comprimer cette dernière en prenant un point d'appui dessus, aurait dû l'isoler de la pièce artificielle.

Après la cicatrisation de la gencive, j'ai placé à M. D..... un appareil de six dents dont la réussite n'a rien laissé à désirer.

Troisième Observation

ACCIDENT CAUSÉ PAR UN DENTIER SYSTÈME A RESSORTS

Une dame veuve, âgée de vingt-cinq ans, habitant Paris, avait perdu toutes les dents de la mâchoire supérieure et toutes les molaires de la mâchoire inférieure, à la suite d'une fièvre cérébrale ; elle vint me trouver pour lui guérir un abcès qui aboutissait à la partie inférieure de la joue gauche et qui pouvait avoir pour le public l'apparence d'une affection scrofuleuse. Après avoir visité la bouche, j'ai reconnu la présence des deux racines de la deuxième petite molaire, qui avaient été enfoncées dans les alvéoles par la compression d'un dentier, tenant avec des ressorts, dont l'application était des plus défectueuses, ce qui avait déterminé une fistule prenant issue *à la face externe* de la joue, au niveau du bord inférieur du maxillaire.

Pour apporter un remède prompt et efficace, il n'y avait qu'à extraire les racines, mais on ne pouvait les saisir, pas plus avec le pied de biche et la gouge, qu'avec la clé. Je conseillai alors de rester pendant quelque temps sans mettre le dentier ; la compression cessant, les racines sortiraient promptement, et pourraient être éliminées avec le pied de biche. La malade s'y refusa positivement, en disant qu'elle avait besoin d'aller dans le monde et qu'elle ne pouvait, ne fût-ce que pour éviter les indiscrétions des gens de sa maison, se priver *un seul instant* de son dentier ; puis il était question d'un mariage qu'elle devait contracter dans un délai très rapproché, et il fallait absolument faire disparaître, au plus tôt une affection qu'on pouvait croire scrofuleuse.

En présence de ces difficultés, je donnai le conseil de consulter le docteur Demarquay, chirurgien en chef de la maison municipale de santé, qui indiqua, pour arrêter *immédiatement* le mal *apparent*, de faire la section du pli de la joue dans lequel le pus fusait pour pénétrer à l'extérieur. Par ce moyen, la joue se cicatriserait promptement, et le liquide, au lieu de sortir en dehors, sortirait en dedans de la bouche, à un centimètre du bord alvéolaire, à l'endroit où se trouve la muqueuse qui forme le pli de la joue et qui tapisse le maxillaire inférieur.

La proposition du docteur Demarquay fut acceptée et on remit au lendemain pour faire l'opération, qui a donné parfaitement le résultat indiqué plus haut. On empêcha pendant deux jours la réunion des plaies à l'aide de tampons, et je me mis sans retard à l'œuvre pour faire une pièce supérieure *sans ressorts*, semblable à celle représentée par la gravure n° 1 ; cette pièce était placée dans la bouche six jours après l'opération du docteur Demarquay. Je retirai ensuite l'appareil inférieur qui comprimait, avec les ressorts, les racines dans les alvéoles, et un mois s'était à peine écoulé que j'enlevais, avec le pied de biche, les racines qui avaient causé tant de mal. Je posai alors une pièce inférieure, afin de permettre la mastication avec l'appareil supérieur que j'avais placé un mois avant.

La plaie de la joue, causée par la fistule, n'a pas laissé de traces. Tout s'est parfaitement terminé, voire même le mariage de la veuve, qui a eu lieu deux mois après la pose de mon dentier.

Quatrième Observation

RÉSULTAT D'UNE MAUVAISE PRÉPARATION DE BOUCHE AVANT LA POSE D'UN APPAREIL DE QUATRE DENTS

Un jeune homme de dix-huit ans, étant tombé de cheval sur la face, se fit une blessure grave à la bouche. Un médecin ayant été appelé, donna les soins appropriés à la position du blessé, qui avait les lèvres très maltraitées et les dents dans un très mauvais état. Quelques jours après, la mère, qui était ma cliente, me fit venir pour apporter remède aux désordres de la bouche de son fils, qui avait les deux grandes incisives fracturées juste au collet, comme si elles avaient été sciées ; la petite incisive de droite présentait une fente oblique au tiers inférieur de son émail ; la petite incisive de gauche n'était qu'écornée à son angle interne. Je citerai comme un cas extraordinaire, en pareille circonstance, que les racines des deux grandes incisives n'étaient nullement ébranlées : les deux petites incisives étaient quelque peu chancelantes dans leurs alvéoles ; les autres dents n'avaient été nullement atteintes par la chute. Je conseillai des gargarismes astringents pour raffermir les racines des deux petites incisives, et un délai d'une quinzaine de jours avant de prendre l'empreinte, afin de donner aux gencives, qui étaient très enflammées, le temps de revenir à leur état normal. La mère aurait préféré que l'on coupât de suite les deux petites incisives pour remplacer *immédiatement* les quatre dents ; je lui fis observer que je ne devais pas faire *de suite* la section des dents chancelantes, parce que je m'exposerais à les ébranler davantage, et à provoquer une inflammation qui pourrait reculer l'opération indéfiniment; la mère s'impatientait d'autant plus du retard indiqué par moi, que le dentiste du collége disait qu'on pouvait opérer *immédiatement* avec succès. Dix-huit jours après l'accident, elle vint me chercher pour aller avec elle près de son fils, afin de décider définitivement si je voulais commencer la pièce de quatre dents.

Après avoir examiné de nouveau les

petites incisives, loin de les trouver raffermies, je reconnus que celle du côté droit était légèrement sortie de son alvéole, qu'elle causait une douleur aiguë chaque fois qu'elle rencontrait la dent correspondante de la mâchoire inférieure, et que la gencive, qui était tuméfiée à son collet, laissait échapper un suintement purulent. Je conseillai l'extraction de la dent, et de remettre à quinze jours pour la pose des dents artificielles, afin de donner le temps à la gencive de se bien cicatriser. Le jeune homme ne voulut pas consentir à l'extraction de sa dent, parce qu'il avait confiance au dentiste de son collége, qui lui disait pouvoir la couper et non l'arracher, et poser les fausses dents trois jours après, avec la certitude d'une réussite parfaite.

Peu de temps après, le jeune homme était à l'infirmerie du collége, dans un tel état de souffrance qu'il ne pouvait ni manger, ni dormir ; le dentiste qui lui avait posé son appareil n'étant pas médecin, ne comprenait ni la cause, ni la nature du mal ; la mère, ayant fait revenir son fils chez elle, m'envoya chercher. Au premier examen des gencives, je n'hésitai pas à me prononcer plus que jamais pour l'extraction de la racine de la petite incisive du côté droit qui avait été coupée, puisque toute la souffrance était causée par elle. Je demandai le médecin de la maison pour l'appeler à mon aide, afin de convaincre mon malade qu'il n'y avait pas d'autre moyen pratique que celui que j'indiquais, et *qu'il y avait urgence*, puisque la racine en question était plus sortie de son alvéole, plus chancelante et plus douloureuse qu'elle ne l'était quinze jours auparavant ; qu'enfin la cause des souffrances était due à la présence d'un fongus dont les symptômes étaient bien caractérisés : il s'était formé dans la cavité alvéolaire et il fallait procéder à son excision le plus promptement possible.

Après bien des pourparlers, nous finîmes, le docteur et moi, par convaincre notre sujet réfractaire ; j'enlevai la racine de la dent et le fongus, puis les douleurs cessèrent immédiatement ; après avoir laissé cicatriser la gencive pendant huit jours, j'ai posé mon appareil dentaire, qui a parfaitement réussi.

Cinquième Observation

CONSÉQUENCES FACHEUSES D'UNE RACINE MAL PERFORÉE

Une demoiselle, ayant eu à l'âge de quinze ans une fièvre cérébrale, a perdu les dents de la mâchoire supérieure à la suite de caries humides, dont la marche a été des plus rapides. Il a fallu pendant trois années, après bien des tentatives infructueuses pour les conserver, avoir recours à des extractions successives : ce n'était que la violence de la douleur qui donnait à la malade assez de courage pour consentir à se laisser opérer.

Ayant atteint sa dix-huitième année, cette demoiselle sortit de pension. On s'adressa alors au dentiste de la famille pour réparer les torts de la nature, et un appareil de quatorze dents fut posé à la mâchoire supérieure.

Peu de jours après, l'opération fut terminée. Des douleurs sourdes, puis lancinantes, devinrent bientôt tellement aiguës que la malade dut garder le lit. On appela le médecin, qui, après avoir examiné la bouche, fit venir le dentiste pour qu'il avisât, en modifiant son appareil, à apaiser les souffrances de sa cliente. Mon confrère n'attacha pas assez d'importance à ce qu'il appelait une simple fluxion ; il se borna à dire « qu'il n'était pas étonnant que l'on souffrît à la suite d'une opération aussi considérable (il avait scié à leur collet les six dents antérieures), que c'était une question de temps, et que cela se passerait tout seul ; quant à lui, il ne pouvait rien faire autre que de conseiller des gargarismes émollients et calmants. »

Les douleurs ne faisant qu'augmenter et une fièvre brûlante s'étant déclarée, le médecin, qui avait entendu parler de moi par plusieurs de ses clients, donna le conseil de me faire demander. M'étant rendu auprès de la malade, j'examinai la bouche, qui présentait une inflammation générale, principalement à la muqueuse gengivale, au pourtour de la racine de la canine du côté gauche. Pour mieux en découvrir la cause, je retirai l'appareil dentaire, lequel, comme je l'ai dit, était composé de quatorze dents, fixé par trois pivots, un dans chaque racine des deux canines et le troisième dans la racine de la grande incisive du côté droit. Il est bon de dire que toutes les molaires avaient été extraites et qu'il ne restait que les racines des six dents antérieures, dont on avait fait la section avant de prendre l'empreinte. Les souffrances qu'endurait la patiente ne pouvaient provenir que d'une ou de plusieurs de ces racines; celle de la canine de gauche m'étant principalement désignée, je me mis en devoir de la sonder dans son canal. A ma grande surprise, au lieu de prendre une direction verticale, mon instrument prit une direction légèrement oblique, un peu au-dessus de la partie moyenne ; la malade fit alors un brusque mouvement en accusant une grande souffrance. Un pus sanieux, en petite quantité, sortit du canal dentaire, et un mieux sensible se manifesta immédiatement. Je prescrivis des gargarismes détersifs et conseillai d'attendre quelques jours pour donner le temps à l'inflammation de se dissiper avant que de remettre l'appareil.

Après douze jours de repos, la malade allait parfaitement bien, l'appétit était revenu, mais elle ne pouvait manger que des potages et des bouillies, vu l'absence des dents. On me demanda de remettre la pièce, ce que j'essayai de faire pour me conformer au désir exprimé ; mais aussitôt que le pivot de la canine de gauche entra dans le canal en question, cette demoiselle jeta un cri perçant : prompte comme l'éclair, elle arracha l'appareil qui déjà était à moitié mis, et dit bien nettement qu'elle préférerait se passer de dents toute la vie que de s'exposer à voir se renouveler les souffrances qu'elle avait déjà endurées.

D'après cette résolution si bien formulée, le médecin qui, lui aussi, n'avait pas les pivots en grande vénération, me dit de faire un appareil de mon système, sans ressorts, ni pivots. Je me mis de suite à l'œuvre, et quelques jours après, ma nouvelle cliente était pourvue de dents, à sa grande satisfaction.

Sixième Observation

QUATRE INSUCCÈS PROTHÉTIQUES AYANT POUR CAUSE UNE MAUVAISE ARTICULATION

Une dame, âgée de cinquante-cinq ans environ, est venue à mon cabinet, adressée par une de ses amies, pour me demander si je pouvais lui faire un dentier avec lequel elle pourrait manger. J'examinai la bouche et trouvai la mâchoire supérieure complétement dépourvue de dents et même de racines ; il restait encore à la mâchoire inférieure les six dents antérieures, la deuxième et la troisième grosse molaire du côté droit ; les six dents antérieures étaient légèrement déviées d'arrière en avant et commençaient à se déchausser ; les deux grosses molaires étaient parfaitement conservées ; la muqueuse gengivale était ferme et rosée : la bouche avait l'aspect le plus satisfaisant.

Je dis à cette dame qu'il me serait d'autant plus facile de la satisfaire, que sa bouche se trouvait dans les meilleures conditions. Pour toute réponse, elle fouilla à sa poche et en retira une boîte remplie de dentiers, desquels, disait-elle, elle n'avait jamais pu se servir à cause de leur mobilité et des douleurs qu'ils lui faisaient endurer.

D'abord, je crus avoir affaire à une monomaniaque que je ne saurais satisfaire, pas plus que mes confrères auxquels elle s'était déjà adressée : loin de l'engager à se faire faire un nouvel appareil, je lui parlai de prix assez élevés pour l'effrayer : elle sortit de mon cabinet en me disant qu'elle réfléchirait !

Je croyais certes ne plus la revoir ; pourtant, deux jours après sa première visite, une cliente qui me l'avait envoyée, vint avec elle pour me reprocher d'avoir voulu lui faire payer trop cher l'appareil dont elle avait besoin, en me démontrant de son mieux que les pièces qu'elle portait étaient, à peu de chose près, semblables à celles qu'il faudrait à son amie, et que ce serait très mal de ma part si je ne la traitais pas comme elle.

J'ai dû accepter rendez-vous avec cette dame pour le lendemain, afin de prendre les empreintes, en la priant d'apporter les dentiers dont elle disait ne pouvoir se servir. Je désirais, en examinant ces dentiers, m'éclairer sur les causes qui les avaient fait mettre de côté, afin de ne pas tomber dans les mêmes défauts, s'il en existait réellement, ou bien en avouant mon impuissance à faire mieux si véritablement (les appareils étant acceptables) je croyais avoir affaire à une personne impossible à satisfaire.

A l'heure dite, le lendemain, ma nouvelle cliente est venue en m'apportant ses dentiers ; il y en avait quatre. Après les avoir tous placés, alternativement, dans sa bouche, je reconnus qu'ils avaient été faits par quatre dentistes différents, ce qu'elle me confirma. Je remarquai avec surprise qu'ils avaient tous les mêmes défauts : ils étaient tous les quatre mal articulés et n'avaient pas de fixité dans la bouche, comme me l'avait fort bien dit cette dame dès sa première visite à mon cabinet.

Du moment que quatre dentistes différents avaient commis *les mêmes fautes*, cela devait provenir d'une même cause. Aussi, après avoir examiné de nouveau la bouche pourvue d'un de ces dentiers, je n'ai pas tardé à reconnaître que cette dame, qui est éminemment nerveuse, avait une grande mobilité dans sa manière de fermer la bouche : tantôt elle portait la mâchoire inférieure en avant, tantôt elle la faisait dévier de gauche à droite ou de droite à gauche.

Il s'agissait donc de saisir pour ainsi dire au vol (et c'est ce qui avait échappé à mes quatre confrères), la fermeture normale ; pour atteindre ce but, j'ai préparé en gutta-percha, les deux bases de son dentier, sur lesquelles je mettais de la cire ramollie au feu et après bien des essais infructueux, j'ai fini par saisir le moment de la bonne articulation et en quelques jours, je lui ai placé un de mes nouveaux dentiers sans ressorts, qui a parfaitement réussi dès le début.

Les six cas que je viens de rapporter, sont les principaux que j'ai observés depuis que j'exerce l'art dentaire ; bien qu'ils soient assez concluants pour faire comprendre les progrès accomplis depuis trois quarts de siècle, j'en donnerai encore une preuve en rapportant un fait que cite M. Honoré Courtois, expert dentiste, dans son ouvrage intitulé : *le Dentiste observateur*. Ce fait est relaté dans le *Dictionnaire des sciences médicales*, 8e volume, page 393.

Vers le commencement du siècle

dernier, tout penseur n'était pas libre comme aujourd'hui de faire imprimer le fruit de ses travaux littéraires ou scientifiques. Pour les ouvrages de médecine ou de chirurgie, il fallait avoir l'approbation du *censeur royal*, celle du *professeur royal* au collége de chirurgie, *une ordonnance royale* et l'attestation *du syndic de la Chambre des libraires*. Voici celle du censeur qui concerne la citation qui va suivre :

« J'ai lu, par ordre de M. le Chancelier, un manuscrit ayant pour titre : *le Dentiste observateur*, par M. COURTOIS, *expert dentiste*. Cet ouvrage, par le nombre des observations utiles qu'il contient, m'a paru digne de l'impression. »

Paris, le 7 janvier 1774.

Vient ensuite l'approbation de M. Tenon, professeur royal au collége de chirurgie, pensionnaire de l'Académie royale des sciences, qui s'exprime ainsi:

« J'ai lu un manuscrit de M. Honoré Courtois, expert dentiste, intitulé : *le Dentiste observateur*, etc., etc., où j'ai trouvé des observations sur les maladies de la bouche et la pose des dents artificielles, que je crois très dignes de l'impression. »

Paris, le 8 février 1774.

D'après ce qui précède, on pourrait supposer que ce qui s'imprimait dans ce temps-là, était sérieux ; je vais en donner une idée en relatant l'histoire suivante que rapporte M. GAILLARD-COURTOIS.

« Un expert dentiste a fait une opération singulière et cruelle en même temps ! Voyons en quoi consiste cette opération bizarre. L'art a suscité des moyens qui réparent les défauts de la nature, ou les événements malheureux qui nous privent des dents placées à la partie antérieure de la bouche et l'on est obligé dans ce cas de fixer par le moyen de fil d'or, les pièces artificielles aux autres dents qui les avoisinent. Mais lorsque la mâchoire se trouve dépourvue de toutes ses dents, la circonstance devient alors plus difficile à réparer ; c'est ce qui a fait imaginer à M. Fauchard, une pièce en or, qui a son point d'appui sur la mâchoire inférieure, et qui soutient les dents artificielles faites pour la mâchoire supérieure.

L'auteur de l'opération de laquelle je veux parler ne peut pas dire la même chose, car il semble qu'il fasse dépendre sa célébrité (si toutefois cette opération peut lui en donner) du mal qu'il peut faire et dont il se met très peu en peine pour son malade. Pour mettre des dents artificielles à une mâchoire qui s'en trouve totalement dépourvue, et sur laquelle on ne peut employer le fil d'or pour les fixer, il propose comme un moyen sûr et le plus efficace, de perforer les gencives, ainsi que le corps alvéolaire, de part en part, faire embrasser les gencives par la pièce artificielle pareillement perforée vis à vis le trou fait aux gencives et fixer cette pièce artificielle par un clou en or, muni d'un côté d'une petite tête et de l'autre formé en vis pour recevoir un petit écrou recouvert, qui doit fixer la pièce ainsi adaptée à la mâchoire, etc., etc. »

Celui qui se vantait ainsi de pouvoir faire avec succès une opération aussi impraticable, ignorait les moindres éléments d'anatomie et de physiologie, qui lui auraient indiqué qu'on n'introduisait pas, sans encourir les dangers les plus graves, des corps étrangers dans l'épaisseur des muqueuses et des os. Je crois en outre qu'il ne lui aurait pas été facile de trouver un client assez débonnaire pour se prêter à être l'acteur principal d'une pareille boucherie.

Ce n'est que depuis le commencement de notre siècle que des dentistes habiles se sont occupés sérieusement de la partie prothétique de l'art du dentiste : je citerai en première ligne *Lemaire père*, dont les travaux de laboratoire ont dû être d'un utile secours pour les dentistes qui ont été à même de les connaître : c'est lui qui le premier a su incruster avec art les dents naturelles sur des bases en hippopotame. *Lemaire fils*, qui a si dignement continué la renommée de son père, est aussi le premier qui a apporté, je dirais la perfection, si je pouvais m'exprimer ainsi, dans l'estampage des bases en or.

Maury, Pernet, Regnard père, Buchez, etc., etc., ont aussi apporté de bonnes améliorations dans la prothèse dentaire ; Duval et Toirac nous ont laissé d'excellents travaux physiologiques sur l'art du dentiste.

Depuis vingt ans surtout, notre art a fait de grands progrès ; la lutte qui va s'engager à l'exposition universelle, entre toutes les nations, nous apprendra la part de progrès qui revient à la France.

J'y ferai figurer, pour mon compte, mes *nouveaux plans inclinés* pour le redressement des dents, mes *nouveaux appareils obturateurs* des divisions congéniales ou accidentelles, et mes *nouveaux dentiers*, sur lesquels je me réserve de donner des détails dans une nouvelle brochure, lorsque le jury se sera prononcé.

En dehors des cas qui se rencontrent rarement, c'est ordinairement vers l'âge de quarante ans qu'on a recours au dentiste pour se faire placer un appareil composé de vingt à vingt-huit dents. Pour faire un dentier, il faut avoir la reproduction bien fidèle des mâchoires, ce qui n'est pas toujours facile à obtenir, ainsi que chacun a pu l'observer dans sa pratique. En effet, souvent les commissures des lèvres ont un diamètre assez étendu entre elles pour permettre de prendre des empreintes avec les porte-empreintes *ordinaires*, dont se servent tous les dentistes ; pourtant il arrive plus souvent que l'orifice de la bouche de la personne qui veut se faire opérer est tellement petit qu'il devient impossible d'introduire l'instrument, *avec la cire*, dans la cavité buccale, *sans fendre lés lèvres* à leur point de réunion, c'est-à-dire dans les angles de la bouche. Lorsque cet accident arrive, il est difficile de continuer la confection d'un appareil dentaire, en raison des essais plus ou moins répétés qu'on est obligé de faire. On comprend aisément que lorsque les angles des lèvres sont fendus, ces dernières sont très douloureuses, et le moindre effort pour essayer l'appareil dans la bouche entraîne *la déchirure* des parties déjà lésées, et souvent il survient une plaie érysipélateuse qui nécessite un temps d'arrêt plus ou moins long avant que de pouvoir continuer l'opération : il arrive même que l'on conserve pendant longtemps les traces de la déchirure, à laquelle succède un sillon de deux à trois centimètres, qui devient rougeâtre, lisse, et secrète presque constamment un liquide aqueux, et qui, bien que très peu abondant, n'en est pas moins fort désagréable.

Il est d'autant plus difficile d'éviter les inconvénients que je signale, *avec les porte-empreintes ordinaires*, que souvent, le diamètre de l'orifice de la bouche étant très petit, et le diamètre qui existe entre chaque angle de la mâchoire, étant relativement très étendu, beaucoup de personnes, dans ce dernier cas, ont dû, après bien des tentatives infructueuses, renoncer à se faire poser des dents.

Depuis trois ans, j'ai fait *un porte-empreinte articulé* que l'on rend aussi petit qu'il est nécessaire pour l'entrer avec la cire dans la bouche la plus mignonne, et que l'on fait se développer selon la distance qui existe entre les angles des maxillaires dont on veut prendre l'empreinte.

Les gravures produites aux pages 96 et 97 représentent la copie de ce nouvel instrument, non seulement indispensable pour les cas que je viens de citer, mais encore pour la reproduction exacte de *la voûte palatine*, qui ne permet *pas le moindre défaut* pour la réussite des dentiers sans ressorts.

N° 1.

Appareil supérieur composé de quatorze dents, *tenant sans aucun secours mécanique*, il est disposé de telle sorte qu'il suffit de former le vide entre sa base et la voûte palatine pour qu'il ait la plus grande solidité.

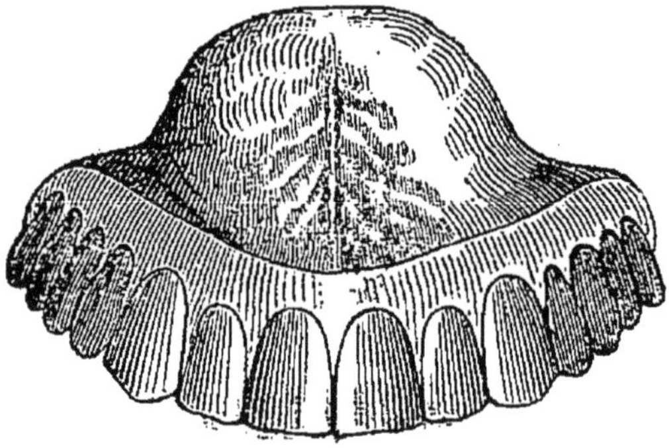

N° 2.

Appareil composé de six dents, fixé par le même procédé que le n° 1.

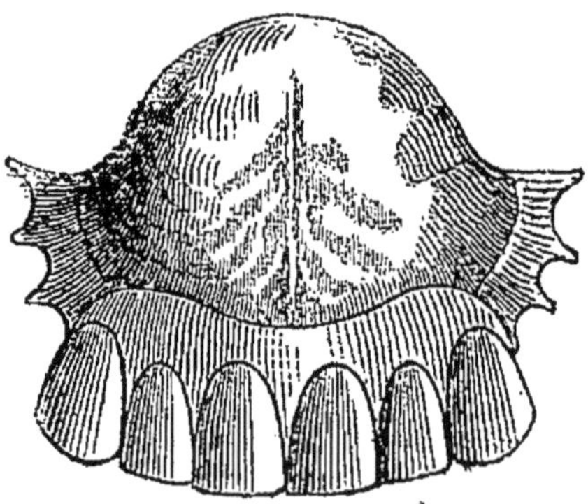

PORTE-EMPREINTE ARTICULÉ

pour la mâchoire supérieure

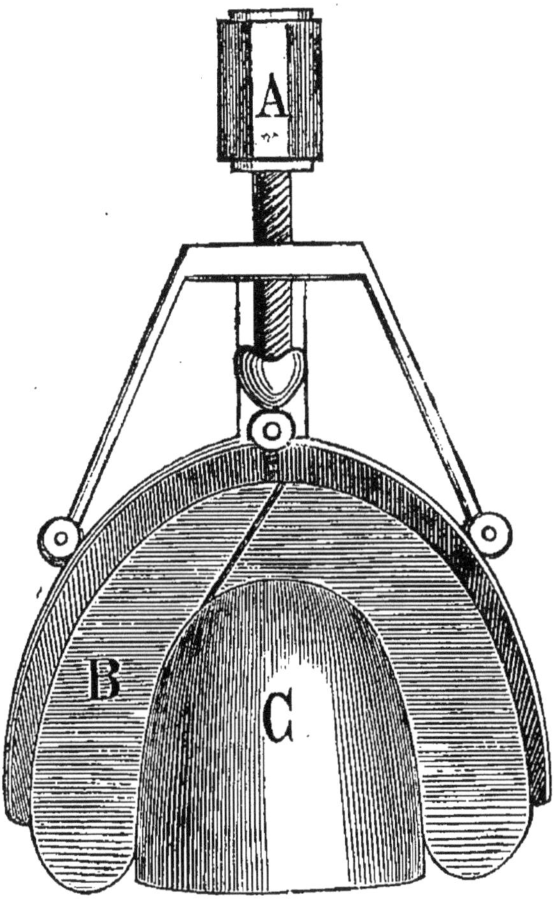

A Bouton pour ouvrir ou fermer les branches à volonté

B Cuvette pour recevoir la cire pour prendre l'empreinte des gencives.

C Seconde cuvette pour recevoir la cire pour prendre l'empreinte de la voûte palatine et au besoin pour l'arrière-bouche.

PORTE-EMPREINTE ARTICULÉ
pour la mâchoire inférieure

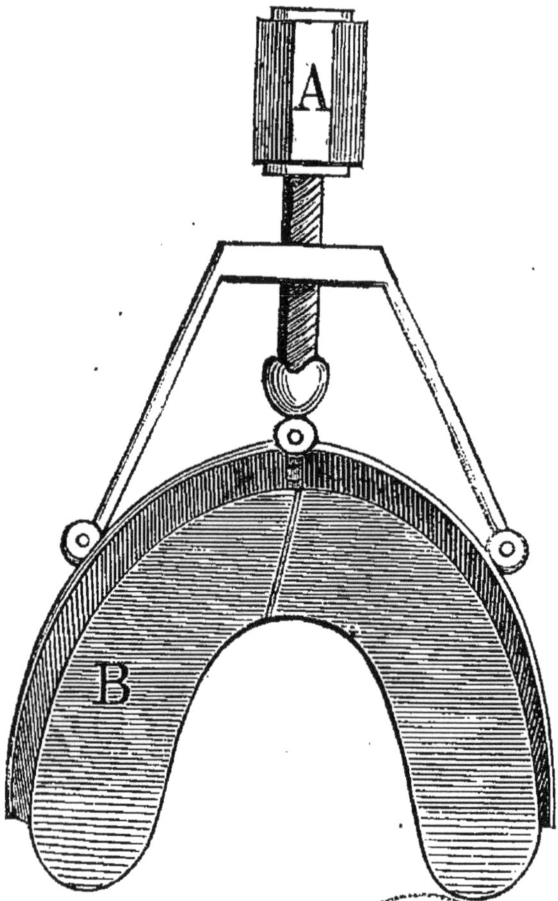

A Bouton pour ouvrir ou fermer les branches à volonté.
B Cuvette pour recevoir la cire pour prendre l'empreinte de la mâchoire inférieure.

CHAPITRE III

DÉVIATION DES DENTS

Avant de relater quelques-uns des principaux cas de redressement pour lesquels j'ai été appelé à donner des soins, il est nécesssaire d'expliquer pourquoi je décris, en tête de chaque observation, l'état de santé des parents, la beauté ou la mauvaise qualité de leurs dents.

L'opinion de mes maîtres les professeurs Gerdy et Malgaigne, dans leur cours et dans leurs ouvrages, est que les maux de dents ainsi que leurs déviations dans les maxillaires sont, en général, *héréditaires*.

Nos éminents et regrettables professeurs sont de l'avis de *Hunter*, qui s'était occupé d'une manière spéciale des maladies des dents, et qui leur donnait pour causes la constitution physique du sujet et ses *dispositions pathologiques héréditaires*.

Fox, qui n'est pourtant pas absolu dans ses doctrines, est d'avis que la déviation provient d'un défaut *dans la formation primitive des dents*.

Tout en partageant l'opinion de Hunter, Gerdy et Malgaigne, je dois dire aussi que j'ai rencontré des cas qui donnaient raison à *Fox* : en effet, une femme enceinte peut avoir, ainsi que son mari, de très belles et très bonnes dents, mais elle n'est pas pour cela à l'abri de tous les accidents qui peuvent l'atteindre pendant sa grossesse, et qui ont une si grande influence sur le développement du fœtus et par conséquent *sur la formation primitive des dents*, ainsi que je l'indique dans ma première démonstration sur les redressements.

Depuis plus de vingt ans que je prends des notes sur cette question, j'ai été à même de reconnaître que, sur cent personnes qui se font poser des dents, quatre-vingt-cinq ont leur père ou leur mère, quelquefois l'un et l'autre, qui portent des dentiers.

Les parents qui ont de bonnes dents ont, en général, des enfants aussi bien favorisés qu'eux sous ce rapport; j'ai certes rencontré des exceptions, mais souvent elles ne tardaient pas à m'être expliquées par les père et mère, qui m'apprenaient que *les grands parents* avaient eu de mauvaises dents, ou bien que leur enfant avait eu *une fièvre typhoïde* dans son jeune âge. Au premier cas, l'enfant hériterait des mauvaises dents de ses grands parents, le second cas serait accidentel.

Je vais, comme démonstration, donner la description et les dessins *des six principaux cas* que j'ai observés.

Premier Cas

DÉVIATION D'UNE GRANDE INCISIVE ET DES DEUX CANINES SUPÉRIEURES

La gravure suivante représente les mâchoires supérieure et inférieure d'une jeune personne âgée de seize ans, d'une constitution très délicate, née de parents ayant l'air de posséder une santé exceptionnellement bonne ; la mère, enceinte de cinq mois, fit une chute de voiture et se fractura une jambe. Cet accident la contraignit de garder le lit presque pendant toute sa grossesse ; aussi le fœtus se développa-t-il dans de très mauvaises conditions, et l'enfant, quoique venu à terme, était tout rachitique et ne pesait que dix-sept cent soixante-seize grammes. Il y a eu bien évidemment, chez ce sujet, insuffisance du développement des maxillaires, qui a produit le cas indiqué par la gravure ci-après.

La grande incisive de gauche chevauche sur celle de droite ; les canines viennent se poser sur les petites incisives et sur les petites molaires de chaque côté.

La mâchoire inférieure est peu difforme, les incisives centrales seules viennent se placer obliquement sur leurs voisines.

Le redressement de la mâchoire supérieure a offert une difficulté assez grande ; après avoir fait l'extraction des deux canines, il a fallu reporter les deux petites incisives de dedans en dehors, et donner une position verticale à la grande incisive du côté gauche ; cette opération a duré trois mois, sans pourtant causer de souffrance ; toutes les semaines je serrais

Bouche N° 1

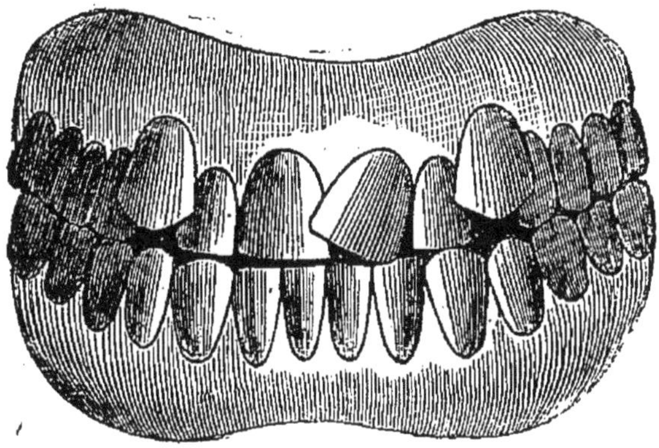

Avant l'opération

mon appareil de redressement, et cela ne causait qu'un peu de gêne, le premier et le second jour.

Quant à la mâchoire inférieure, l'opération était des plus simples : j'ai limé légèrement les incisives centrales et j'ai placé pendant quinze jours un plan incliné ordinaire.

Le succès a été complet, ainsi que l'indique cette gravure; mais je dois dire que j'ai été bien secondé par ma jeune cliente, qui tenait à avoir des dents bien rangées.

Bouche N° 1

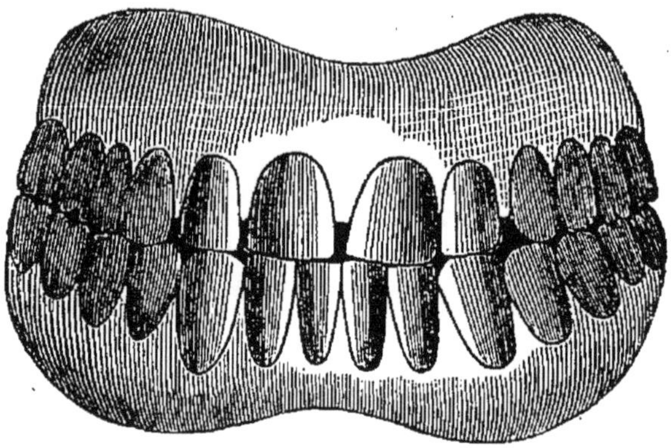

Après l'opération

Il résulte de cette observation que ce doit être la maladie de la mère, pendant sa grossesse, qui a eu une influence fâcheuse sur la formation *primitive de l'embryon* et a déterminé l'insuffisance du développement des maxillaires.

Deuxième Cas

CROISEMENT DE DEUX GRANDES INCISIVES L'UNE SUR L'AUTRE

La bouche n° 2 est celle d'une enfant de douze ans, parfaitement constituée, née de parents n'ayant jamais été atteints de maladies graves; le père possède des dents d'une beauté et d'une qualité d'émail remarquables; la mère, quoiqu'ayant aussi de très bonnes dents, les a tellement serrées à la mâchoire supérieure, que *les deux grandes incisives se trouvent croisées l'une sur l'autre*, aux angles internes; cette dame répète souvent, et du ton le plus heureux, que jamais dentiste ne lui a mis la main à la bouche. L'enfant qui a été élevée à la campagne chez ses parents, n'avait pas plus que sa mère, *vu de dentiste;* cette dernière, ainsi que son mari, étaient d'avis qu'on devait laisser agir la nature à son gré, qu'ils n'avaient pas eu besoin de dentiste ni l'un ni l'autre et que leur fille ferait bien comme eux! Cependant leur enfant avait à peine atteint l'âge de dix ans, que le médecin du lieu fut appelé pour la guérir de douleurs violentes qu'elle éprouvait à la partie antérieure et supérieure des gencives; après avoir examiné la bouche, le docteur reconnut sans peine que les dents permanentes de la mâchoire inférieure étaient toutes poussées dans le meilleur ordre, ainsi que les canines et les molaires de la mâchoire supérieure; mais il ne fut pas médiocrement surpris de trouver encore les quatre incisives supérieures de lait, qui mettaient obstacle à la pousse des incicives d'adulte, dont les sommets des couronnes commençaient à se faire voir en arrière des dents de lait. Les souffrances de la petite malade n'étant causées que par la présence anormale de ces dents de lait, le médecin pratiqua de suite leur extraction et le mal disparut aussitôt.

BOUCHE N° 2

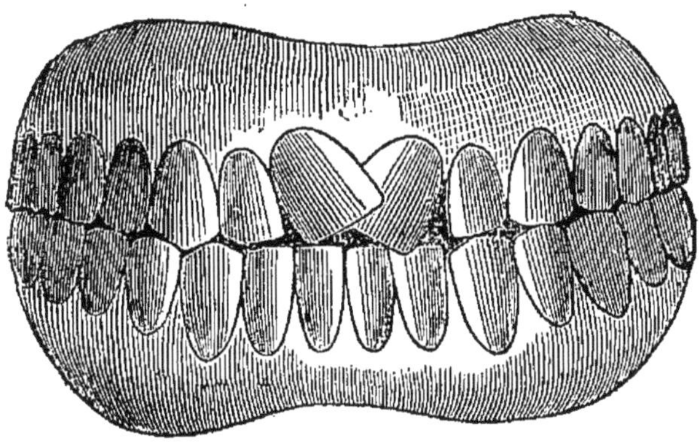

Avant l'opération

Deux ans après, le docteur donna le conseil aux parents de me conduire leur enfant, dont les quatre incisives d'adulte étaient poussées de la façon la plus bizarre : la grande incicive de droite obliquait à gauche, la grande incisive de gauche obliquait à droite, les deux petites incisives avaient des directions parallèles à celles des grandes. Ce cas est un de ceux que j'ai le moins fréquemment rencontrés.

D'après les recommandations de leur

Bouche N° 2

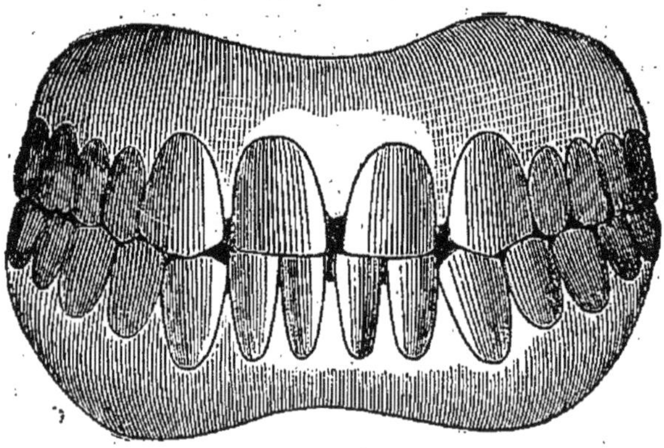

Après l'opération

docteur, les parents ayant fini par consentir à me laisser faire le nécessaire pour remettre la bouche de leur enfant en état, j'ai immédiatement pratiqué l'extraction des deux petites incisives, et, avec mon appareil de redressement, les deux grandes incisives ont pris une direction verticale, ainsi que l'indique la gravure qui précède.

L'opération n'a duré que six semaines.

La bouche que je viens de décrire présentait, avant le redressement, *dans un sens exagéré*, les mêmes défauts qui existaient à la bouche de la mère; on ne peut lui reconnaître d'autre cause que l'hérédité.

Troisième Cas

CANINES POUSSANT SUR LES SOMMETS DES COURONNES DES DEUX PETITES MOLAIRES

L'enfant dont la gravure suivante reproduit la bouche, était âgé de quatorze ans, né de parents qui n'étaient pas de la première jeunesse; la mère avait quarante-trois ans lorsqu'il vint au monde, et, au début de sa grossesse, elle serrait le plus qu'elle pouvait son corset, pour combattre ce qu'elle croyait être de l'obésité; ce ne fut que lorsque le fœtus donna signe de vie, que ma cliente s'aperçut qu'elle était enceinte. Le père et la mère avaient la bouche dans le plus pitoyable état.

Le jeune homme était au collége St-Louis et, sur le conseil qui leur fut donné par le médecin de la maison, de faire soigner sans retard la bouche de leur fils, les parents vinrent me consulter. Après avoir examiné l'enfant, je reconnus que la canine de gauche était poussée sur les sommets des couronnes des deux petites molaires et que la petite incisive de droite croisait sur la face antérieure de la grande incisive sa voisine. J'émis l'avis qu'il fallait avoir recours à l'extraction des deux canines supérieures, et qu'avec mon appareil de redressement, la petite incisive de droite serait remise à sa place en quinze jours; mais qu'il vaudrait

Bouche N° 3

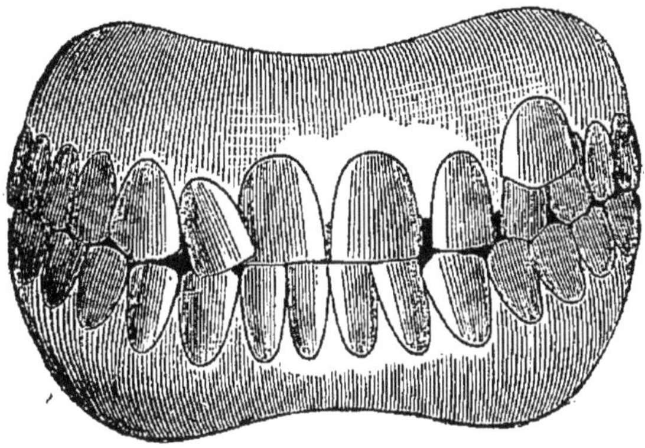

Avant l'opération

mieux attendre les vacances pour moins déranger l'élève pendant ses études; pourtant je fis disparaître ce jour là les deux canines; c'était au mois de juin; le 2 août suivant je posais mon appareil de redressement, et à la fin du même mois, les parents partaient avec leur enfant pour la campagne; l'opération avait parfaitement réussi, comme l'indique cette gravure.

Le père du jeune homme qui est le

Bouche N° 3

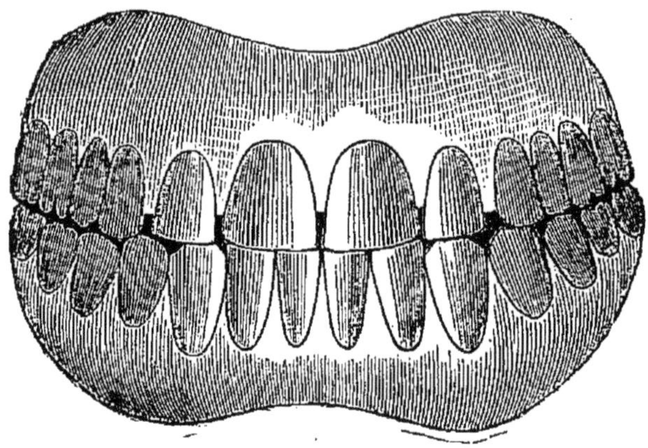

Après l'opération

sujet de cette observation porte des dents artificielles depuis plus de vingt ans; la mère avait eu, *disait-elle*, deux rangées de dents. L'insuffisance du développement des maxillaires de mon jeune client peut bien être attribuée à l'hérédité.

Quatrième Cas

PETITE INCISIVE POUSSÉE A LA PLACE D'UNE GRANDE INCISIVE

Un cas bien extraordinaire ; c'est le seul que j'aie rencontré en ce genre, tant dans ma pratique qu'à l'hôpital des enfants, où j'ai été à même d'observer bien des anomalies dentaires ; c'est la bouche d'un jeune homme de dix-huit ans, d'une très faible constitution. Le père, qui n'était âgé que de quarante-cinq ans, me montra sa bouche dont la mâchoire supérieure était dépourvue de toutes ses dents ; il me dit qu'elles étaient tombées sans être cariées. Ce monsieur, qui habite la province et que je voyais pour la première fois, me fit savoir que son médecin et son dentiste avaient attribué la perte de ses dents à une *gengivite persistante,* survenue à la suite d'une fièvre typhoïde; il ne lui restait que neuf dents à la mâchoire inférieure, en assez bon état, quoique légèrement déchaussées. Comme je m'enquérais de l'état de la bouche de la mère, qui n'avait pas accompagné son mari, celui-ci me répondit, que « sa femme n'avait pas de mauvaises dents, attendu que lorsqu'elle en souffrait, elle les faisait de suite arracher» (*sic*). J'ai fini par savoir que la mère était âgée de trente-huit ans, ayant eu les dents très serrées; le mari ajouta « qu'il fallait que sa femme eût bien souffert, puisqu'elle en avait fait arracher la moitié.»

Il résulte pour moi de ce qui précède, que mon sujet a les mâchoires conformes à celles de sa mère; c'est-à-dire trop peu développées pour recevoir leurs trente-deux dents.

La gravure ci-après représente la

bouche de mon client, avant l'opération : la mâchoire supérieure est pourvue de quatorze dents; la petite incisive de gauche est venue se loger au milieu des deux grandes incisives ; la

Bouche N° 4

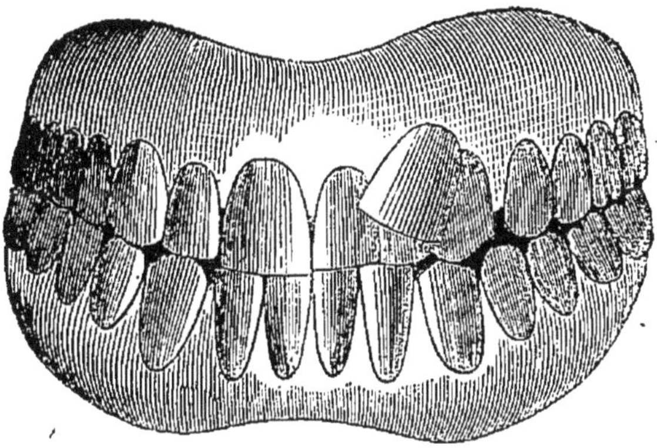

Avant l'opération

petite incisive de droite occupe sa place selon l'ordre ordinaire; la grande incisive de gauche est poussée obliquement de dehors en dedans, recouvrant en partie la petite incisive et la canine.

Je dis au père qu'il y avait deux manières de procéder, pour régulariser, autant qu'il serait possible, la bouche de son fils : la première (celle que je conseillais) consistait à ôter la grande incisive hors rang et à ramener la petite incisive sur la canine de

BOUCHE N° 4

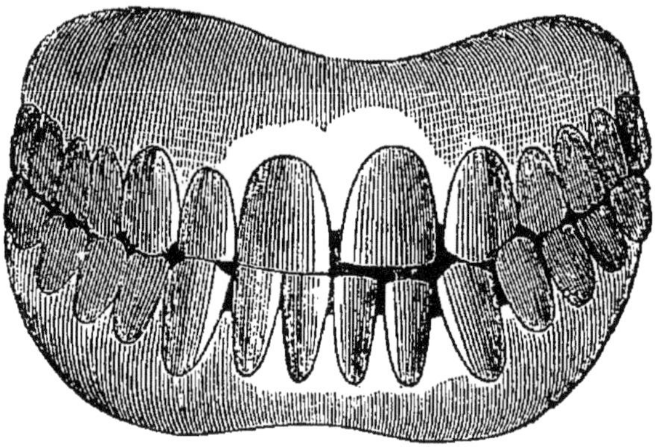

Après l'opération

gauche; la seconde méthode était d'extraire la petite incisive qui était placée sur la ligne médiane, et de faire revenir la grande incisive de gauche vers le centre.

Le père et le fils consentaient à me laisser employer le premier moyen, *si je pouvais leur promettre que la petite incisive grandirait!* dans le cas contraire, on ne voulait pas avoir au milieu de la bouche, une grande et une petite *palette!*

En présence d'une résolution si bien formulée, je fis l'extraction *de la petite incisive,* le 12 mai 1864, et je plaçai, quelques jours après, mon appareil de redressement. L'opération n'a été complètement terminée qu'à la fin du mois de novembre suivant; la gravure qui précède en donne le résultat.

Cette observation m'autorise à reconnaitre un cas de prédisposition congéniale.

Cinquième Cas

DÉVIATION DES DEUX CANINES ET DE LA PETITE INCISIVE DU COTÉ DROIT DE LA MACHOIRE SUPÉRIEURE

La gravure ci-après est la reproduction de la bouche d'un jeune homme de dix-sept ans, d'une faible constitution ; les parents sont petits et très maigres ; ils disent n'avoir jamais fait de maladie grave ; leurs dents à l'un et à l'autre sont dans le plus mauvais état ; le fils, quoique de chétive apparence, n'a jamais interrompu le cours de ses études pour cause de maladie, et remportait, chaque année, tous les premiers prix de sa classe, au collége. Les parents me l'amenèrent le 18 août 1864, en me manifestant les plus grandes craintes sur le résultat de l'opération qu'il fallait lui faire. Je me mis en devoir d'examiner la bouche, et je reconnus que la canine du côté gauche recouvrait une partie de la face antérieure de la petite incisive et se portait également sur la petite molaire du côté gauche; la petite incisive du même côté croisait légèrement sur la grande incisive sa voisine; la petite incisive du côté gauche recouvrait en partie la face antérieure de la canine.

A la mâchoire inférieure, les dents présentaient peu de déviations : la grande incisive, la canine et la première petite molaire de droite chevauchaient légèrement l'une sur l'autre (Voir la gravure page 122).

Il y avait, comme dans l'observation précédente, deux manières d'opérer le redressement: la première, consistait à faire simplement, à la mâchoire supérieure, *l'extraction de la canine du côté gauche et de la petite incisive de droite*. Ce moyen ne donnait pas à la bouche de mon jeune client la symétrie que l'on trouve dans les bouches modèles, puisque du côté gauche je laissais une petite incisive et que je lui donnais pour parallèle du côté droit une canine.

La seconde manière de procéder était de faire *disparaître les deux canines, de ramener la petite incisive du côté droit à la place de la canine, et de reporter la petite incisive du côté gauche dans la direction de la canine du même côté*.

Si j'avais eu en cette circonstance à donner mes soins à une demoiselle, j'aurais insisté davantage pour la deuxième manière de procéder, parce que la bouche aurait été, comme je le dis plus haut, plus régulière ; mais le jeune homme a préféré le premier moyen (qui a été accepté par les parents) parce qu'il lui répugnait de porter comme il le disait, *à son âge*, un appareil pendant plusieurs mois dans la bouche.

J'ai donc fait l'extraction de la canine du côté gauche et de la petite

BOUCHE N° 5

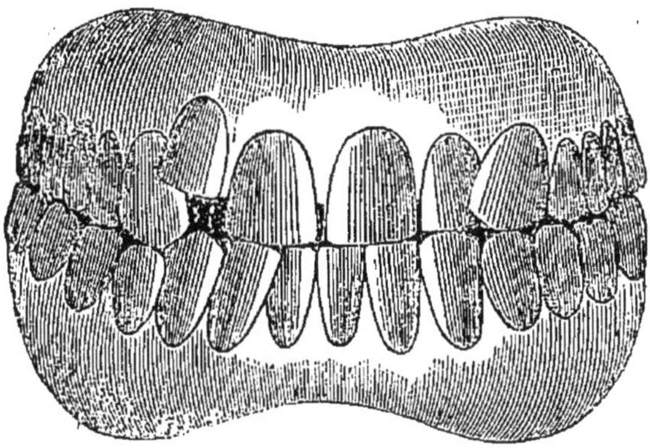

Avant l'opération

incisive de droite ; la canine de droite n'étant plus comprimée à son bord interne, s'est reportée seule vers la grande incisive sa voisine. Il en a été de même de la petite incisive du côté gauche qui, trouvant le vide du côté de la petite molaire, s'est éloignée de la grande incisive et s'est dirigée seule dans l'espace devenu libre, en se portant naturellement de dehors en dedans. Ayant eu occasion de voir mon client il y a six mois, je l'ai prié

BOUCHE N° 5

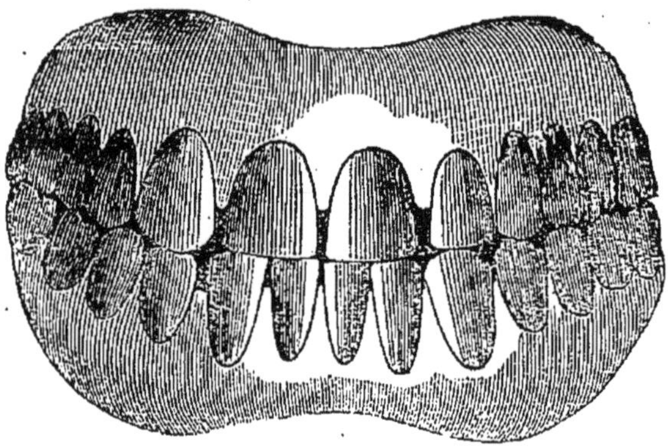

Après l'opération

de me laisser prendre une empreinte dont la gravure ci-dessus est la reproduction.

Le jeune homme qui est l'objet de cette observation aura, à l'âge qu'ont ses parents, d'aussi mauvaises dents qu'eux ; je lui ait déjà aurifié 7 dents !

c'est encore un cas d'hérédité bien concluant.

Sixième Cas

DENTS DE LA MACHOIRE INFÉRIEURE VENANT CROISER SUR LA FACE ANTÉRIEURE DES INCISIVES SUPÉRIEURES

La gravure suivante est la copie d'une bouche que j'ai eu occasion d'observer chez une enfant de douze ans, dont les parents étaient d'une constitution robuste et jouissaient d'une bonne santé ; ils avaient l'un et l'autre les mâchoires bien conformées, les dents bien rangées et d'une très bonne qualité d'émail. Après avoir fait ces observations, je ne pus m'empêcher de manifester mon étonnement de trouver chez leur enfant une bouche aussi difforme ; la mère me dit alors que « sa fille *tenait* de son grand père, et d'une sœur à elle, qui avaient l'un et l'autre *des mentons de galoche* » (*sic*). On sait que cette difformité rend la lèvre inférieure tellement saillante, que la grimace qui en résulte donne à l'adolescent un air vieillot et, souvent encore, un caractère d'idiotisme fortement prononcé.

Pour réparer cette difformité, j'ai posé mon nouvel appareil de redressement, afin de diriger *simultanément* les dents supérieures *d'arrière* en *avant* et les dents inférieures *d'avant* en *arrière*. Tous les trois jours, je donnais un demi-tour de clé de montre aux trois vis indiquées aux numéros 2 du plan incliné, que je produits page 139; l'opération a duré deux mois, et je me suis trouvé très-heureux d'avoir pu obtenir un pareil résultat, sans que ma cliente ait perdu un instant de sommeil, sans qu'elle ait cessé de manger aussi facilement que de coutume. Pendant les deux ou trois premiers jours seulement on se plaignait d'une certaine

Bouche N° 6

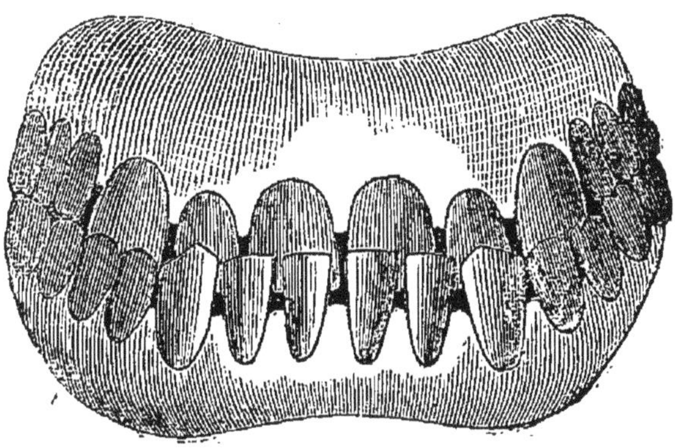

Avant l'opération

difficulté dans la prononciation : l'habitude a fait le reste ! la gravure qui suit indique le résultat de l'opération.

Je n'hésite pas à donner pour cause à la déviation ci-dessus observée, l'hérédité, quoique je doive la faire remonter à l'aïeul et à la tante de la jeune personne; ces cas se produisent encore assez fréquemment.

Un moyen pour remettre les mentons de galoche dans l'état normal, a été préconisé par le docteur *Fournier*,

BOUCHE N° 6

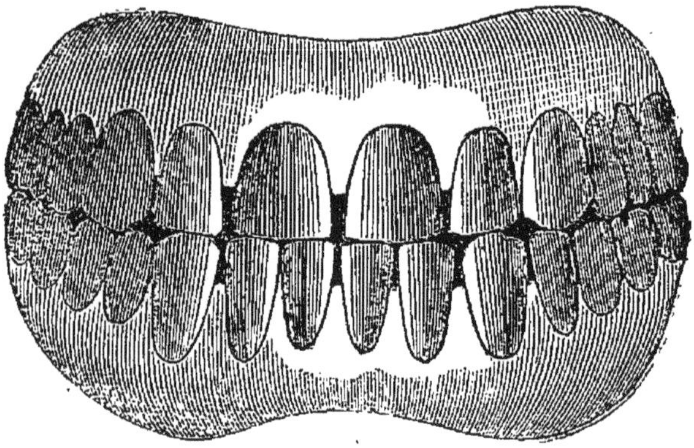

Après l'opération

dans le *Dictionnaire des sciences médicales*, livre VIII, page 383, où je lis ce qui suit :

« Monsieur Catalan fils, avec un appareil de son invention, auquel il a donné le nom de plan incliné, *rétablit* en peu de temps, sans douleur, et sans gèner la mastication, *les choses dans l'état* naturel. A peine est-il resté appliqué dans la bouche *pendant deux jours*, que la lèvre de l'enfant *ne présente plus de saillie : dix ou douze jours* suffisent pour effacer la difformité.

» Le plan incliné de M. Catalan est représenté par la planche ci-contre : on voit figure 1re, les deux mâchoires, dont l'inférieure déborde et couvre par ses dents, une partie des supérieures usées par cette conformation, ce dessin a été fait d'après nature.

» La figure 2e représente un instrument d'or ou de platine appelé *plan incliné* ; il embrasse les dents de la mâchoire inférieure sans toucher aux gencives, il est fixé sur les grosses molaires, qu'il recouvre, exhausse et présente aux dents supérieures un talus sur lequel elles sont forcées de glisser incessamment dans l'acte de la mastication.

N° 1.

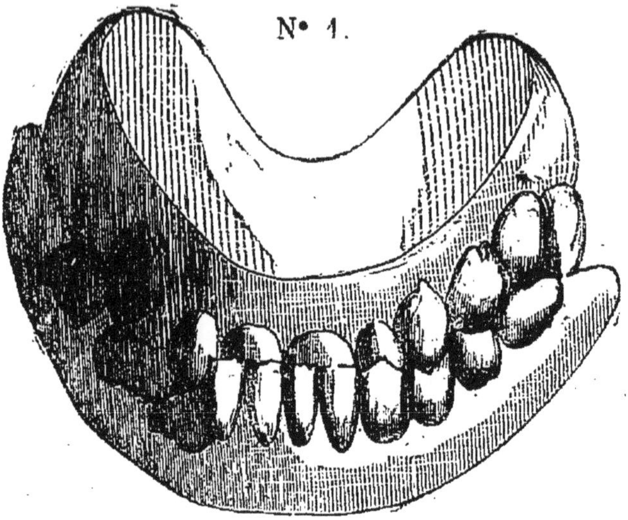

N° 2.

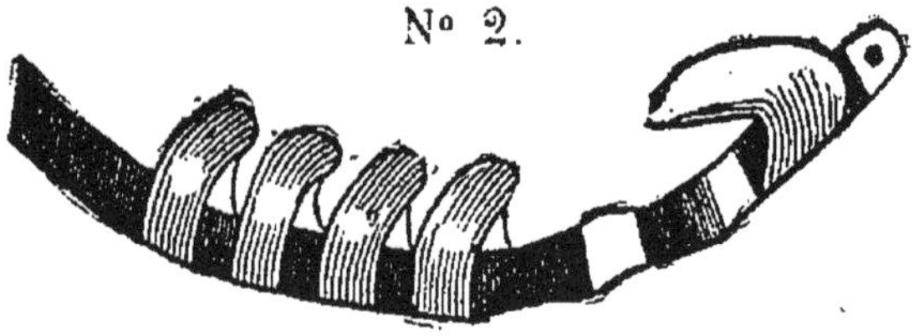

N° 3.

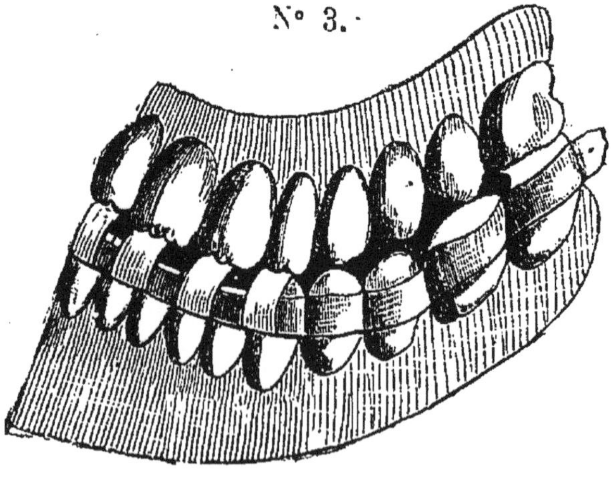

» La figure 3e représente le plan incliné, *adapté à la mâchoire inférieure*, pour opérer le passage des dents supérieures et leur recouvrement sur les inférieures.

» L'invention de cet instrument fait honneur à M. Catalan, et prouve des recherches très judicieuses en mécanique : beaucoup d'hommes éclairés dans notre art, ont accordé à cette invention un suffrage que justifient les succès qu'en obtient son auteur. »

Comme, jusqu'à présent, personne n'a rien fait pour remplacer d'une manière avantageuse le plan incliné de M. Catalan, j'ai cru devoir reproduire le passage du *Dictionnaire des sciences médicales*, ainsi que les dessins fournis par M. Catalan lui-même, pour les comparer avec ceux de mon nouvel appareil de redressement, que je reproduis également. Bien que croyant mon appareil supérieur à celui de

M. Catalan, je ne promettrai pas de faire disparaitre la saillie de la lèvre de l'enfant *en deux jours,* ni d'effacer *complètement* la difformité en *dix ou douze jours :* il n'est pas un médecin, il n'est pas un praticien sérieux qui ne reconnaisse l'impossibilité d'un pareil prodige!

« La figure 2e représente un instrument d'or ou de platine, appelé plan incliné, qui embrasse les dents de la mâchoire inférieure, sans toucher aux gencives.»

J'avoue ne pas comprendre comment ce plan incliné, adapté comme il l'est, peut faire rentrer les dents inférieures et sortir *en même temps* les dents supérieures!

Je me suis servi de cet appareil pendant bien des années, et n'ai jamais pu obtenir que le déplacement d'arrière en avant, des incisives supérieures, que je parvenais, non sans peine, à faire toucher *sur le bord* des dents inférieures; ces dernières n'ont *jamais fait le moindre mouvement* pour rentrer de dehors en dedans: cela est facile à comprendre en examinant le peu de force de l'appareil (figure 2) et la manière dont il est appliqué (figure 3).

En effet, si le plan incliné, lorsqu'il est placé comme l'indique la figure 3e, *est assez solide* pour ne pas ployer quand les dents supérieures exercent sur lui une forte pression, les incisives supérieures s'ébranlent et suivent le mouvement imprimé par le talus; *mais les incisives inférieures ne peuvent pas bouger !*

Si, au contraire, le plan incliné, comme il est posé d'après la figure 3e, c'est-à-dire ne recouvrant *que la moitié* de la face antérieure des dents, *est flexible*, il ne résiste pas à la pression des dents supérieures; il ploie, glisse sur l'émail, s'échappe dans la bouche et ne tarde pas à être abandonné, parce qu'on ne veut pas s'exposer à ce qu'il descende dans l'œsophage pendant le sommeil.

D'après ce qui précède, les dents inférieures ne peuvent changer de direction, avec le plan incliné de M. Catalan; les dents supérieures seules peuvent être déplacées, encore ne le sont-elles que selon le bon plaisir de l'enfant, qui peut *lui-même ôter et remettre l'appareil, quand il le gêne*, ce qu'il ne manque pas de faire presque toujours au moment où sa présence serait le plus utile dans la bouche, c'est-à-dire lorsque les dents commencent à s'ébranler pour prendre la direction que leur imprime le talus : cela se comprend d'autant mieux chez les enfants, que c'est seulement pendant ce temps de l'opération qu'ils éprouvent un peu de souffrance : de là des retards continuels pour la terminaison du redressement, et ces retards étaient, bien entendu imputés à l'opérateur : c'est ce qui m'est arrivé il y a trois ans pour un redressement dit *de bec-de-lièvre,* que j'avais à faire à une jeune fille âgée d'une quinzaine d'années. Je me servais toujours du plan incliné *Catalan*, qui pouvait être déplacé et replacé par ma jeune cliente. Pendant quinze jours, tout marchait à mon gré ; je dirigeais l'opération, pour qu'elle se fit lentement afin d'éviter de la souffrance ; le seizième jour, je dus poser un stateur sur les bords internes des deux grandes incisives qui formaient un angle saillant des plus disgracieux. Pour arriver au résultat que j'attendais, je devais exercer avec mon appareil, une certaine pression, qui pouvait causer un peu de souffrance ; *à la fin* de la seconde quinzaine, les dents n'avaient pas changé de position! Je dis alors aux parents que leur fille retirait sans doute souvent l'appareil; comme toujours on nia le fait avec la plus grande assurance; je conseillai d'établir une surveillance active près de la jeune personne; chaque fois qu'on la savait seule, on arrivait près d'elle à l'improviste, mais sans parvenir à la trouver en défaut. Les parents cherchaient à me persuader que j'étais dans l'erreur et que leur enfant suivait bien exactement mes conseils. Comme j'étais certain du contraire, je les priai de visiter la jeune personne pendant son sommeil, ce qui fut fait la nuit suivante avec succès, puisque non seulement l'appareil n'était pas dans la bouche, mais encore l'enfant est convenue de ne l'avoir jamais porté la nuit, parce qu'il la gênait pour dormir, et qu'elle pensait que c'était *bien suffisant* de le garder pendant le jour.

Les diverses déviations de dentition que je viens de décrire n'auraient pas eu lieu, si les parents avaient pris la précaution de faire visiter la bouche de leurs enfants, par un médecin dentiste, vers l'âge de 7 ans, AU MOMENT DE L'ÉRUPTION DE LA DEUXIÈME DENTITION.

Depuis longtemps je cherchais un moyen pour me rendre maître de mes opérations près de mes jeunes clients ; le dernier fait que je viens de relater me décida à y travailler plus que jamais, et c'est à partir de ce moment que j'ai fait usage d'un nouvel appareil de redressement qui m'a parfaitement réussi depuis trois ans que je l'emploie : il est fixé sur les dents par deux petites vis de rappel que je serre à volonté avec une clé de montre, ce qui ne permet à personne de le retirer de la bouche sans que je sois présent.

Je dois pourtant dire que le plan incliné de M. Catalan fils était d'une incontestable valeur pour ramener en avant les dents supérieures ; la preuve la plus convaincante, c'est que tous les praticiens l'ont employé jusqu'à présent, comme je m'en suis servi moi-même pendant plus de vingt ans, et que personne encore n'a signalé *un meilleur* instrument de redressement.

Les défauts que je lui trouve sont :

1° Sa mobilité, qui permet au sujet de l'ôter une fois posé et de le remettre à volonté, ce que je considère, comme un obstacle à la réussite de l'opération ;

2° Son manque de puissance sur les incisives inférieures pour les diriger d'avant en arrière, quoiqu'en disent M. Catalan et le *Dictionnaire des sciences médicales*.

J'ai été assez heureux pour corriger ces deux imperfections, à l'aide de mon nouveau plan incliné *à vis de rappel*, dont je reproduis le dessin ci-après.

A

La gravure A est la reproduction d'une bouche difforme redressée avec le nouvel appareil de *M. Paul Simon.*

B

La gravure B reproduit le *plan incliné à vis de rappel*; il peut être en or ou en platine.

1, Solution de continuité qui permet de rapprocher, la partie dite TALUS, de la pièce qui repose sur les molaires, pour opérer SIMULTANÉMENT le mouvement d'arrière en avant des *dents supérieures*, et d'avant en arrière des *dents inférieures*.

2, Têtes des vis de rappel pour diriger l'opération au gré de l'opérateur.

3, Talus sur lesquels les dents supérieures glissent d'arrière en avant.

4, Tige de sûreté que l'on peut serrer à volonté pour maintenir l'appareil dans la bouche, sans que l'enfant puisse *le retirer en l'absence de l'opérateur*.

C

Vue du plan incliné posé sur la mâchoire inférieure.

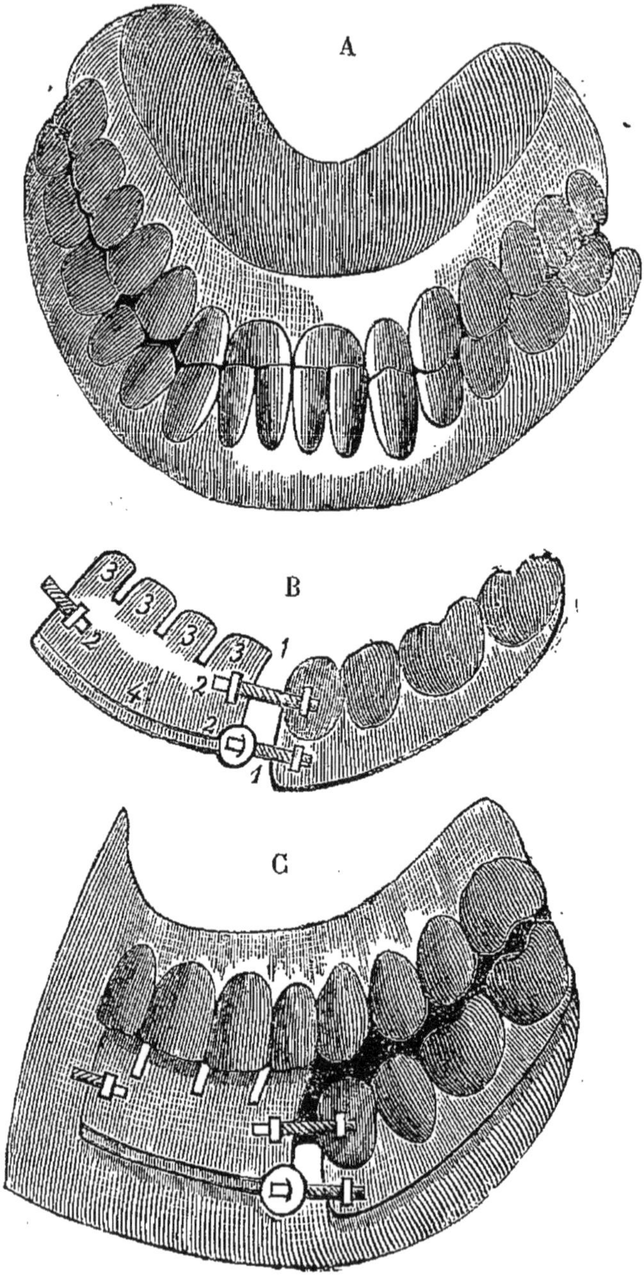
A
B
C

CHAPITRE IV

MALADIES DES DENTS

Les dents sont composées de deux substances, l'une que l'on nomme osseuse, *ou ivoire*, qui est renfermée dans un alvéole, l'autre est formée en grande partie *d'émail*, c'est la couronne, qui se voit extérieurement.

La partie de la dent que l'on nomme *ivoire* n'est pas un os : pourtant, elle en a la même composition chimique, mais elle ne reçoit aucun vaisseau nourricier, elle ne se résout pas en mailles ni en tissu cellulaire, on n'y voit ni pores ni suc médullaire ; en sorte que, si l'on fait abstraction des productions du noyau pulpeux qui traverse les racines, ces dernières peuvent être considérées comme un corps étranger implanté dans l'alvéole, ainsi que je le démontrerai à l'article *implantation des dents*.

L'émail est beaucoup plus dur que la racine ; il ne jaunit pas comme elle, par l'action de l'ammoniaque contenue dans la salive ; il ne brûle pas si vite au feu, mais il éclate par morceaux. L'*ivoire*, au contraire, brûle comme les os, en exhalant la même odeur.

Il existe, dans l'axe de la dent, un vide qui se continue avec un canal très étroit dont chaque racine est percée : *c'est le canal dentaire*, qui, bien que renfermant une tunique, le nerf, la veine et l'artère dentaires, est tellement petit, qu'il est difficile de le découvrir sans le secours d'une loupe ; on peut dès lors se faire une idée de l'exiguité de chacun des trois organes que je viens de citer !

Je dis que *la dent* n'est pas un os, parce qu'il est assez démontré que lorsqu'elle est écornée, elle reste telle que l'accident l'a placée; on ne peut la faire revenir à l'état primitif. Mais elle peut se conserver aussi longtemps que si l'émail n'eut pas été affecté. Pour prouver cette théorie, à laquelle je m'associe comme praticien, le *docteur Fournier* s'exprime ainsi dans le *Dictionnaire des sciences médicales*.

« La perte de cette portion (l'émail) si utile à la beauté des dents et à la perfection de leur usage n'a aucune influence sur les maladies de la substance dentaire ; on peut impunément faire l'ablation d'une grande partie de l'émail d'une dent, sans que cette dernière soit par ce fait sujette à se carier, ni même à faire éprouver des douleurs; l'opinion contraire est erronée; l'expérience pratique la dément formellement. Les anatomistes, très savants d'ailleurs, qui soutiennent cette opinion, l'abandonneraient s'ils étaient praticiens, s'ils considéraient que l'expérience des divers peuples, qui dans tous les temps enlèvent l'émail pour donner à leurs dents toutes sortes de figures, contrarie leur théorie et prouve que la perte de l'émail n'entraîne point la carie.

« Nous le répétons, si l'ablation de l'émail, en permettant le contact de l'air et de l'humidité, causait la carie, il y a deux cents ans que les dentistes auraient renoncé à se servir de la lime. »

Cette opinion du *docteur Fournier* ne peut être logiquement contestée; tous les praticiens consciencieux partagent son avis.

Les os, au contraire, non-seulement

se ressoudent, après une fracture simple, dans un délai de quinze jours ; mais encore ils se reforment, même après avoir été enlevés *entièrement*, ainsi que pourrait le démontrer encore, s'il en était besoin, une opération à laquelle j'ai assisté comme aide du docteur *Jobert de Lamballe* : c'était sur un jeune homme de vingt-deux ans, entré à l'hôpital Saint-Louis en mars 1847. Il était atteint d'une tumeur cancéreuse à la partie moyenne *du côté gauche* du corps du maxillaire inférieur. Le docteur *Jobert de Lamballe*, dans le service duquel le malade était placé, ayant jugé nécessaire la résection de la partie attaquée de l'os, fit conduire le malade à l'amphithéâtre : il commença par diviser, avec le bistouri, la lèvre inférieure, à sa partie moyenne, en suivant une ligne verticale, puis il divisa la joue, à partir de la commissure de lèvres, jusqu'à l'angle gauche de la mâchoire; il disséqua ensuite le lambeau, de manière à mettre complètement à nu tout le corps du maxillaire, qu'il sépara du périoste avec le plus grand soin : il pratiqua alors une section, avec la scie, à la symphyse du menton, et une seconde à la partie inférieure des branches, en conservant ces dernières réunies à leur base ; l'os ayant été enlevé, on fit la suture des lambeaux de la joue et de la lèvre inférieure, etc., etc.

A la fin de la même année, le corps du maxillaire était si bien reformé, qu'il me fut possible de prendre une empreinte de la mâchoire et de poser, huit jours après, un appareil dentaire qui rendait la forme primitive à la figure : on n'apercevait que deux légères traces de suture à la joue et à la lèvre.

Si les os se réparent, je le répète,

la perte de substance d'une dent écornée *ne se répare jamais*, ce qui fait admettre par tous les auteurs que la dent n'est pas un os.

Les maladies des dents sont nombreuses et peuvent être attribuées à une infinité de causes, parmi lesquelles je placerai en première ligne *l'hérédité,* ainsi que je l'ai suffisamment démontré dans mes descriptions pathologiques et dans le chapitre des déviations des dents.

Je citerai ensuite les transitions subites de température, comme boire froid après avoir mangé chaud, les suites d'une fièvre typhoïde, cérébrale, scarlatine, etc., etc., puis les imprudences que l'on commet en cassant des corps durs ou en coupant du fil avec ses dents, l'usage des cure-dents métalliques et l'habitude de se servir d'épingles pour fouiller entre les gencives et les dents, afin d'en éliminer les corps étrangers ou bien pour les faire saigner; habitude très mauvaise, qui devient souvent la cause de déchaussements prématurés.

Je vais, sans m'arrêter aux dénominations de *Duval*, décrire les maladies des dents que j'ai pu observer le plus souvent depuis que j'exerce. Ce sont les caries humides ou pourrissantes, les caries sèches ou stationnaires, la carie perforante, la nécrose, l'exostose, l'érosion, la destruction de l'émail, les fractures et l'usure des dents.

On donne le nom de carie des dents à une destruction plus ou moins rapide de la substance dentaire. Selon *Hunter*, c'est une véritable mortification ou gangrène, semblable à celle qui a lieu aux parties molles. La carie est la plus fréquente des maladies qui affectent les dents; c'est aussi la plus grave, non seulement parce qu'elle cause de grandes souffrances, mais encore parce qu'elle tend, le plus souvent, à la destruction de la dent cariée; il arrive cependant que des caries s'arrêtent subitement, sans cause connue, et deviennent stationnaires pendant le reste de l'existence du sujet.

---

§ 1er

CARIE HUMIDE

Parmi les maladies des dents, je place en première ligne la *carie humide* ou pourrissante. Elle se manifeste par une tache jaunâtre, sur l'une des faces ou sur le sommet de la couronne, rarement sur les parties latérales: tache qui acquiert, après quelques mois, une couleur brune;

le travail destructeur s'opère presque toujours à la *surface interne de l'émail*, sous forme d'ulcération ; le sujet commence à ressentir, dans le voisinage de la dent, une chaleur brûlante suivie de douleurs sourdes, qui deviennent bientôt lancinantes, et après un court délai, il est tout surpris de voir tomber inopinément[1], sans aucun motif apparent, tout ou partie de la couronne.

A partir de ce moment, le chaud et le froid font quelquefois éprouver des douleurs aiguës, qui sont encore supportables ; c'est seulement lorsque la pulpe dentaire se trouve à découvert, que les souffrances deviennent intolérables. On est alors contraint de s'adresser à un dentiste qui, le plus souvent, procède à l'extraction. Je conseille, avant d'avoir recours à ce remède par trop énergique, de panser la dent avec un mélange composé d'acide arsénieux et d'acétate de morphine, délayés avec quantité suffisante d'acide phénique pour imbiber un morceau d'agaric proportionné à la capacité de la carie ; après un ou deux pansements *au plus*, j'obtiens la cautérisation de la pulpe, et les douleurs *disparaissent complètement;* je fais ensuite l'obturation de la carie avec une pâte minérale, avec de l'or, ou bien avec une pâte blanche, selon l'état de la carie et la position de la dent, qui peut encore être conservée pendant bien des années.

---

§ 2

CARIE SÈCHE OU STATIONNAIRE

Cette carie ne se rencontre que chez des sujets âgés de trente-cinq ans au moins; elle est plus commune chez ceux âgés de quarante-cinq ans; elle résulte le plus souvent d'une carie humide dont on est parvenu à arrêter les progrès par l'emploi de cautérisations énergiques : elle n'affecte généralement que le sommet de la couronne des grosses molaires, et se distingue par une dépression ou excavation, tantôt légère, tantôt profonde, dont le fond est quelquefois de niveau avec le collet de la dent; cette carie est très unie et lisse; elle est quelquefois brune, mais, le plus souvent, d'un jaune foncé sale; le poli de son émail pourrait la faire confondre avec l'usure proprement dite des dents, mais cette erreur ne sera jamais commise par un habile praticien.

Une dent atteinte de carie sèche ne cause aucune souffrance, elle ne produit pas d'odeur désagréable et peut être d'une durée indéfinie.

§ 3

CARIE PERFORANTE

La carie perforante se manifeste, soit au sommet de la couronne de la dent, soit sur les faces, mais le plus souvent sur les parties latérales. On la distingue, comme la carie humide, par une tache qui est plutôt brune que jaune; la substance osseuse se ramollit, et prend une odeur si fétide, que le voisinage du sujet devient insupportable; on doit alors employer les injections d'iode, souvent répétées, et lorsqu'il n'existe plus de mauvaise odeur ni de souffrance, il faut avoir recours à l'obturation de la carie.

Cette carie affecte à peu de chose près les mêmes prodrômes, les mêmes symptômes et la même marche que la carie *humide* ou pourrissante.

§ 4

NÉCROSE DES DENTS

La nécrose a pour origine tout ce qui peut suspendre insensiblement ou subitement la circulation et la vie dans la dent; ses causes peuvent être internes ou externes ; elles peuvent aussi exister l'une et l'autre en même temps, pour déterminer la nécrose, de même qu'elles peuvent agir séparément.

Les causes externes sont la luxation, le déchaussement, les coups, les chûtes, etc.; les causes internes sont l'oblitération du canal dentaire chez les vieillards, l'ossification et la gangrène de la pulpe, etc.

Lorsqu'une dent est atteinte de nécrose, on peut la garder tant qu'elle n'occasionne pas de souffrance : dans le cas contraire, on doit en faire pratiquer l'extraction ; la dent, étant privée de nourriture, ne peut plus être considérée que comme un corps étranger, dont la présence pourrait avoir, dans un cas donné, des conséquences fâcheuses. Si l'on vient à en souffrir, c'est qu'elle est devenue la cause d'un foyer d'inflammation, pouvant occasionner l'ébranlement des dents voisines : dans ce cas, le seul remède à apporter est de faire disparaître la dent nécrosée.

---

§ 5

EXOSTOSE DES DENTS

On divise les exostoses en vraies et en fausses. L'exostose fausse n'est qu'un *ostéosarcôme*. Les exostoses vraies se constituent dans un renflement de l'os, qui varie dans sa forme, tout en conservant la même organisation et la même dureté.

Il est bien difficile, avant l'extraction de la dent, de reconnaître cette maladie, qui n'affecte que la racine ; elle existe sur un côté de la dent, qui prend une forme arrondie et quelquefois anguleuse ; le plus souvent, je l'ai rencontrée au sommet de la racine. On doit, d'après Cullerier, nommer cette maladie *hypérostose* quand elle occupe le pourtour et la hauteur de la racine.

En général, lorsque l'exostose se déclare, elle ne se manifeste que par l'inflammation qu'elle cause, selon les progrès de son développement ; elle n'est jamais douloureuse à son début, mais elle devient bientôt pulsative et finit par causer une gêne et un agacement continuels : on devra alors s'adresser à un médecin dentiste, qui reconnaîtra sans peine la maladie à la tuméfaction correspondant à la partie supérieure de la racine de la dent ; cette dernière est toujours déchaussée, légèrement sortie de son alvéole et un peu chancelante.

Ces symptômes indiquent tout aussi bien un fongus ou un polype qu'une exostose ; mais comme pour ceux-là il faut apporter le même remède que pour celui-ci, le dentiste ne doit pas hésiter un instant à faire l'extraction de la dent ; ensuite il se bornera à pratiquer quelques injections détersives dans l'alvéole. Toute douleur et tout danger auront disparu.

---

§ 6

ÉROSION DES DENTS

L'érosion est une lésion organique des dents. Chez certains sujets, elle se manifeste par des lignes saillantes, ondulantes et transversales sur la couronne des dents: chez d'autres, on voit des rainures très rugueuses ou des enfoncements très pointillés et, dans quelques cas, la disparition presque complète de l'émail. J'ai aussi observé des amincissements de l'organe dentaire, des inégalités de grosseur entre les dents parallèles: la partie tranchante de la couronne des incisives devient inégale, dentelée et quelquefois pointue; cette affection n'attaque généralement que les incisives et les canines des deux mâchoires; bien rarement elle se fixe sur les petites molaires.

Bunon et *Mahon*, qui faisaient autorité dans leur art pendant le siècle dernier, disaient avec raison que l'érosion est le résultat d'un vice de conformation ou d'une maladie organique développée avant la seconde dentition, ou bien encore d'une affection héréditaire; cette maladie est souvent contractée par le fœtus pendant la gestation, ou communiquée par la mère durant l'allaitement. Il est bien entendu que l'érosion n'est pas une altération consécutive de la couronne *après son éruption* complète, quoiqu'en disent certains auteurs; elle a présidé, au contraire, au *développement organique* de la dent; en effet, je n'ai jamais eu connaissance qu'une seule dent ait été atteinte d'érosion *après sa sortie de l'alvéole:* j'ai obervé dans quelques cas, que la maladie faisait des progrès; généralement, elle reste stationnaire.

L'érosion ou *l'atrophïe dentaire*, selon *Duval*, a le grave inconvénient de ne permettre aucun mode de guérison; si on trouve les dents par trop disgracieuses, il faut faire la section des couronnes et les remplacer par des dents artificielles.

---

§ 7

DESTRUCTION DE L'ÉMAIL

La destruction de l'émail pourrait être considérée comme une carie superficielle : elle se rencontre surtout chez les sujets qui ont éprouvé les effets du rachitisme. Quelques auteurs pensent, et je partage leur avis, qu'une cause interne peut borner son action morbifique à la destruction de l'émail des dents ; l'atrophie dentaire, par exemple, l'altère et souvent le désorganise complètement.

La destruction de l'émail peut aussi avoir pour cause l'usage souvent répété de substances acides, sous forme de boisson ou d'aliment, ou bien encore l'emploi de poudres dentifrices dans lesquelles il entre une plus ou moins grande quantité de surtartrate acidulé de potasse. On peut facilement se rendre compte soi-même de l'action destructive des acides sur l'émail, en mettant dans du vinaigre une dent humaine ou celle d'un animal quelconque : à peine se sera-t-il écoulé un ou deux jours, que l'on trouvera l'émail au fond du vase, sous la forme d'un dépôt de craie délayée; la partie dite osseuse ne sera pas encore atteinte, les acides faibles n'ayant pas une action aussi subite sur elle.

De même que l'érosion, la destruction de l'émail est une maladie sans remède, et l'on ne peut que remplacer les dents attaquées.

§ 8

FRACTURE DES DENTS

Les fractures des dents ont pour cause diverses actions mécaniques : tels sont les coups, les chûtes, les corps durs qui se rencontrent entre les dents pendant la mastication, comme des pierres, des portions d'os, des noyaux, etc., etc.

Jusqu'à la fin du siècle dernier, on avait jugé impossible la consolidation de la fracture d'une dent; *Eustachi*, savant anatomiste de son temps, s'exprimait ainsi dans un de ses ouvrages.

« Les dents sont à découvert, et le froid de l'air ambiant apporte un obstacle *au cal*, d'ailleurs il ne peut découler des dents aucun fluide agglutinatif, à raison de la dureté et de la sécheresse de la substance ; ou s'il s'en découle, il est très délié et n'a point les qualités nécessaires à la consolidation des parties, à cause de leur peu de chaleur.»

Eustachi, en tenant ce langage, ne le fondait que sur une théorie mal appliquée : en effet, s'il a essayé de reconsolider une incisive fracturée de la mâchoire supérieure, par exemple, et que la fracture fût située aux deux tiers inférieurs de la couronne, *sans aucune adhérence* entre les parties fracturées, il est dans le vrai. Mais si la fracture a lieu vers la partie supérieure de la dent, et que le fragment, quoique *complètement* fracturé, ne soit pas détaché de la pulpe, la guérison est très praticable ; si la fracture a lieu au collet de la dent, et que les parties fracturées *restent encore adhérentes aux gencives*, la réussite de l'opération est encore plus certaine.

Duval rapporte l'observation « d'une dent incisive fracturée à son collet, et qu'il a maintenue par une plaque fixée sur les deux dents voisines, pendant *huit mois;* au bout de ce temps, la consolidation eut lieu. »

Jourdain a consigné, dans son ouvrage intitulé *Essai sur la formation des dents*, l'observation suivante : « voulant luxer complètement une petite molaire, pour la remplacer sur le champ, la racine se fractura ; je continuai pourtant mon opération, et la dent reprit toute sa solidité. Quelques années plus tard, ayant entrepris de faire l'extraction de la même dent, dont la couronne s'était cariée, la racine se rompit de nouveau, mais plus avant que la première fois, en sorte que j'eus la facilité de distinguer la soudure caleuse de la première fracture, à laquelle le périoste était plus adhérent qu'au reste de la dent. »

Il est bien entendu que je laisse à *Jourdain* le bénéfice d'avoir pratiqué une opération aussi bizarre !

Quoiqu'il en soit, je dois dire que, malgré la rareté de ces sortes de fractures, cinq cas se sont présentés dans ma pratique ; j'ai réussi à obtenir la réunion des fragments par une bonne soudure, chez quatre sujets ; chez le cinquième j'ai échoué ; le périoste ayant été lésé dans la chûte, l'inflammation s'est déclarée et, avec elle, des souffrances tellement aiguës, qu'il a fallu ôter la couronne, cautériser la pulpe avec le cautère-actuel, et poser une dent à pivot.

Afin d'indiquer comment je procède pour réunir les surfaces des dents fracturées et les maintenir dans un état complet d'immobilité jusqu'à parfaite guérison, je vais citer le cas du dernier malade que j'ai opéré.

En 1863, un monsieur, âgé de

vingt-six ans, chassait à courre à Compiègne. Pendant qu'il sonnait du cor, le cheval, en faisant un écart, alla frapper le pavillon de son instrument contre un arbre; le choc fut tellement violent, que le cavalier fut désarçonné ; lorsqu'on le releva, il avait perdu connaissance et saignait considérablement à la bouche. On lui administra les premiers soins, on le ramena de suite à Paris et on me fit appeler près du malade; je reconnus une coupure de cinq à six millimètres de profondeur à la lèvre supérieure, et une forte tuméfaction à la lèvre inférieure : les deux grandes incisives et la petite du côté droit étaient fracturées; la petite incisive du côté gauche n'était que luxée.

Les fractures des deux grandes incisives étaient situées au collet, sans adhérence à la gencive, les fragments des couronnes ne tenaient que par la pulpe dentaire, qui les réunissait ; la pulpe ne paraissait pas avoir été affectée par la chûte; la petite incisive de droite était fracturée dans son alvéole, vers la partie moyenne de la racine.

Il fallait d'abord donner assez de solidité aux dents fracturées, pour ne pas m'exposer à entraîner les couronnes des deux grandes incisives en prenant l'empreinte avec de la cire.

J'ai commencé par fixer sur la canine de droite *deux bouts de soie plate;* le premier bout à été passé sur la face antérieure de la petite incisive du côté droit, le second bout sur la face postérieure, pour entourer la dent; j'ai continué de la même manière sur les deux grandes incisives et sur la petite incisive du côté gauche, qui n'était que luxée. Après avoir renouvelé la même manœuvre trois fois, les dents malades se sont trouvées totalement couvertes de soie plate, formant de bonnes ligatures, assez solides pour me permettre de prendre une empreinte, sans craindre de déranger mon pansement.

J'ai ensuite fait un appareil en platine, dans lequel j'ai placé les quatre dents ligaturées comme je l'indique plus haut ; l'appareil tenait grâce au vide fait entre sa base et la voûte palatine, et pour plus de sûreté dans une opération aussi délicate, j'ai ajouté à mon appareil quatre interstices entre les quatre petites molaires.

Cinq mois après, les dents avaient repris leur solidité primitive.

§ 9

DE L'USURE DES DENTS

L'usure des dents est produite par l'action naturelle des mâchoires l'une sur l'autre : elle varie rarement de forme et commence par affecter, le plus souvent, le sommet de la couronne des grosses molaires. Plus celles-ci diminuent de hauteur, plus les dents antérieures tendent à se rapprocher et, par conséquent, ne tardent pas à être atteintes par la maladie.

Tous les auteurs qui ont écrit sur l'usure des dents sont d'accord pour dire *qu'elle est produite par le frottement souvent répété des mâchoires l'une sur l'autre;* il serait donc naturel de conclure que la maladie suit la progression de l'âge. *Le docteur Fournier* ne partage pas cette doctrine ; il dit :

« Qu'on ne doit pas raisonnablement se baser sur l'usure des dents pour calculer l'âge de l'homme, comme le pensent des anatomistes très célèbres, car on voit des personnes chez lesquelles la substance dentaire éprouve une destruction très considérable, et avant la vieillesse ; tandis qu'on voit des vieillards où elle est peu manifeste. »

Je dois convenir que, dans ma longue pratique, j'ai rencontré des personnes ayant les dents usées avant d'être vieilles, et des vieillards ayant leurs dents à peine atteintes d'usure ; mais ces exceptions ont été tellement rares que je suis forcé de ne pas partager l'opinion du *docteur Fournier*. Je crois au contraire qu'il est facile d'apprécier l'âge d'un sujet rien qu'à l'inspection des dents. Aucun des praticiens sérieux de notre époque n'élèvera un doute à ce sujet.

Le même auteur dit encore (*Dictionnaire des sciences médicales*, 8me volume, page 337), « que l'usure n'épargne pas même les dents des enfants, et que, vers l'âge de six à sept ans, les dents de lait en sont manifestement affectées ; qu'à cette époque elles sont incomparablement plus courtes que dans un âge plus tendre ; les incisives ont leur tranchant émoussé, les inégalités du sommet des molaires sont effacées. »

Voici comment s'explique, à mon avis, la cause de l'usure des dents chez les enfants :

En prenant un terme moyen, les *quatre premières petites molaires* enfantines font éruption vers la deuxième année. Les *quatre secondes* se font voir entre la troisième et la quatrième année ; en admettant toujours un terme moyen, les enfants sont privés de leurs petites molaires de lait pendant au moins trente mois; ils sont donc obligés, pendant ce temps, de se servir de leurs seules dents antérieures pour déchirer et mâcher tout ce qu'ils portent à leur bouche ; le bord tranchant des incisives étant très mince, il n'est pas étonnant qu'il s'arrondisse promptement et même qu'il s'émousse, ainsi que le dit le docteur Fournier.

L'usure des dents de lait reconnaît donc pour cause *l'absence des grosses molaires*.

Chez les vieillards qui ont conservé leurs dents, c'est à la partie supérieure des couronnes *des grosses* molaires que commence à se manifester *l'usure*, parce que c'est sur elles que reposent *constamment* les mâchoires, et parce qu'elles ont opéré depuis l'âge *de sept* à *dix ans*, le broiement des substances qui ont servi à l'alimentation du sujet.

Lorsque les pointes des *grosses molaires* commencent à s'effacer, l'usure s'attaque bientôt au sommet des couronnes des petites molaires ; plus la marche de l'usure est rapide sur les petites et les grosses molaires, plus tôt l'usure laisse des traces profondes sur les dents antérieures.

J'ai vu des vieillards ayant les dents usées jusqu'au niveau des gencives et mangeant parfaitement sans éprouver la moindre souffrance (le périoste était ossifié) ; chez d'autres sujets, plus l'usure s'opérait, plus il leur devenait difficile de manger, tant les douleurs étaient aiguës : il suffisait, pour y mettre un terme, de pratiquer quelques cautérisations avec le cautère-actuel.

§ 10

DE LA PÉRIODONTITE

La *périodontite* est presque toujours un symptôme d'affections constitutionnelles, telles que maladies vénériennes, scrofuleuses, scorbutiques, arthritiques, etc., etc.

Lorsque cette maladie est aiguë, elle se caractérise par des douleurs sourdes, lancinantes, qui deviennent pulsatives et même aiguës, quoique la dent soit encore en apparence très saine : la gencive se gonfle, devient rouge et quelquefois douloureuse ; il arrive même que le gonflement se propage à la joue.

Cette affection occasionne entre les dents et les gencives un écoulement puriforme et fétide qui ramollit les gencives, déchausse et ébranle les dents.

Si la périodontite passe à l'état chronique, elle produit souvent la consomption des racines.

Comme je l'ai dit plus haut, cette maladie étant presque toujours un symptôme d'affection constitutionnelle, je renvoie les malades qui en sont atteints à leur médecin ordinaire.

§ 11

ÉBRANLEMENT DES DENTS

Cette affection peut être causée par *des coups*, *des chutes*, par des dents artificielles mal appliquées sur les gencives, par *l'absence des dents* correspondantes de la mâchoire opposée, par le défaut d'exercice dans la mastication, par des inflammations locales, dues à l'usage de médicaments mercuriels, par la présence du tartre, les affections scorbutiques, etc., etc.

Toutes ces causes sont tellement faciles à reconnaître, qu'elles ne peuvent échapper à l'œil exercé *d'un médecin dentiste*, qui saura employer les moyens que l'art lui indique pour approprier à chaque cas le mode de guérison pratique.

Pour *les coups* et *les chutes* sans gravité, il faut, au début, employer des gargarismes calmants et émollients, que l'on remplace, le cinquième ou sixième jour, par des gargarismes astringents.

Lorsqu'il y a absence *de dents correspondantes* à la mâchoire opposée, *la dent qui est privée de son point d'appui* quitte insensiblement son alvéole, devient chancelante en quelques années et tombe : il n'y a pas d autre marche à suivre, dans cette circonstance, que de faire remplacer les dents manquantes, *avant que les dents correspondantes deviennent chancelantes*.

Le défaut d'exercice des dents a lieu *lorsqu'on cesse de manger d'un côté* des mâchoires; c'est ce qui arrive lorsqu'on éprouve quelque souffrance : il faut s'appliquer à en chercher la cause, pour détruire le mal, afin de se réhabituer promptement à manger *également des deux côtés* des mâchoires.

Pour les *ébranlements* causés par l'emploi *des médicaments mercuriels*, si l'on voit que les dents deviennent chancelantes d'une manière inquiétante, il faut cesser le traitement mercuriel, en approprier un autre au vice constitutionnel, et combattre l'ébranlement par des stimulants.

Lorsque la maladie est causée par

une trop grande abondance de sang et de lymphe, il suffira, si la turgescence n'est pas considérable, de frictionner les gencives plusieurs fois par jour avec des préparations astringentes et d'employer, de préférence, le traitement indiqué par le docteur *Lugol*, qui consiste à passer, avec un pinceau, de la teinture iodée sur la membrane gengivale, tous les deux jours, pendant trois ou quatre semaines selon le degré du mal.

Dans le cas où ces moyens ne seraient pas efficaces, il faudrait avoir recours aux mouchetures faites avec le bistouri, ou à des applications plusieurs fois répétées du cautère-actuel olivaire, sur toutes les parties tuméfiées des gencives.

Si l'ébranlement des dents a pour cause une affection scorbutique, il faut suivre un traitement pour combattre l'affection constitutionnelle et combattre l'affection locale par des gargarismes et des collutoires détersifs. Il faut aussi frictionner les gencives avec des feuilles de cochléaria écrasées, etc. La terminaison n'est jamais funeste, mais il faut quelquefois des années pour arriver à une guérison complète.

---

§ 12

REPLANTATION DES DENTS

Depuis un siècle, tous les auteurs ont parlé, dans leurs ouvrages, de la transplantation des dents, *sans s'occuper de la replantation* et sans trop s'entendre sur le résultat de l'opération dite de *transplantation*.

Je suis d'accord avec ceux qui pensent qu'une dent peut être extraite, puis remise dans l'alvéole qu'elle occupait, et reprendre ensuite *sa solidité primitive*, en ayant soin, pendant quelques jours seulement, de ne pas s'en servir pour inciser ou pour broyer.

Je vais citer, pour confirmer cette maxime, quelques faits que j'ai observés.

Un jeune homme habitant Versailles, âgé de vingt ans, se luxa la grande et la petite incisive du côté droit, en faisant une chûte. Ces deux dents ayant suivi l'impulsion imprimée par le choc, avaiént quitté leur rang de dehors en dedans, et leurs bords inférieurs étaient en rapport avec la face interne des incisives du bas, au lieu de recouvrir la face externe de ces dernières comme elles le faisaient avant l'accident.

Il résultait de ce déplacement des douleurs très vives, causées par le tiraillement et peut-être le déchirement de la pulpe et des organes qu'elle contient.

Un soi-disant dentiste ayant été appelé, ne jugea rien de mieux à faire que d'extraire les deux dents pour les remplacer plus tard par deux dents artificielles. L'opération était à peine terminée que le médecin de la maison, que l'on était allé chercher au moment de l'accident, arriva.

Après avoir examiné la bouche, le docteur m'envoya un billet dans lequel il me disait de me rendre près du malade (il était six heures du soir). Étant absent de chez moi au moment où le messager s'y présenta, je n'ai pu arriver à Versailles que le lendemain à neuf heures du matin.

Ayant été mis au courant de la situation, je demandai les deux dents qui avaient été extraites. Elles étaient à moitié desséchées, mais ne portaient aucune trace de la chûte ; les alvéoles étaient en bon état, malgré le grand déplacement des dents, qui avait eu lieu de dehors en dedans ; le bord interne alvéolaire avait un peu fléchi sans se fracturer, en suivant le mouvement des dents pendant qu'elles étaient luxées.

Après avoir coupé le sommet des racines, de cinq millimètres environ, et les avoir bien arrondies et polies, je remis les dents dans leurs alvéoles, en prenant la précaution de les bien maintenir en place au moyen de ligatures avec de la soie plate, et en les fixant solidement à la canine du côté droit et à la grande incisive du côté gauche : trois semaines s'étaient à peine écoulées que je retirais les ligatures, et les dents avaient repris leur solidité, comme dans l'état normal.

Dans le temps où on ne connaissait pas le moyen de guérir les maux de dents, comme cela se pratique aujourd'hui, on faisait beaucoup d'extractions. Sur le grand nombre, il arrivait bien quelques petits accidents : tirer une bonne dent pour une mauvaise, par exemple. Eh ! mon Dieu, c'est un malheur que peu de dentistes n'ont pas à se reprocher ! Il est vrai que leurs opérations devraient être à l'abri de tout reproche, et que, s'il y avait une erreur à regretter ou une maladresse commise, cela devrait être *naturellement* de la faute du client, qui aura bougé au moment de l'opération, ou qui aura mal indiqué la dent à extraire !

Quoiqu'il en soit, s'il arrive à un dentiste d'extraire une bonne dent pour une mauvaise, je lui donne le conseil de s'assurer de l'état des cloisons alvéolaires, et, s'il le trouve satisfaisant, de replacer immédiatement la dent à l'endroit qu'elle occupait ; à peine se sera-t-il écoulé quelques jours, qu'elle commencera à adhérer aux parties molles; et un mois après, elle tiendra aussi fortement que les dents luxées, après leur reprise.

Les dents ainsi *replantées* ne diffèrent des dents auxquelles il n'est pas arrivé d'accident, que par la nuance, qui devient d'un blanc un peu terne; cela se comprend, parce que la dent replantée ne peut *jamais revenir à la vie :* la puissance nerveuse seule peut la communiquer et l'entretenir, et il est impossible que le nerf dentaire, déchiré, rompu complétement pendant l'extraction, puisse se reproduire dans un corps inerte, qui lui est devenu étranger après sa sortie de l'avéole.

Comme il n'est pas nécessaire que *la dent replantée* jouisse de la vie pour remplir les fonctions auxquelles on la destine, sa *replantation* n'en est pas moins d'une grande utilité, puisque l'organe a autant de solidité et qu'il peut rendre autant de services que les dents qui ont conservé leur état normal.

---

§ 13

TRANSPLANTATION DES DENTS

La *transplantation* consiste à extraire des dents mauvaises à une personne, pour les remplacer par de bonnes dents toutes pareilles, prises à la bouche d'un individu qui veut bien consentir à une pareille mutilation.

D'après Laforgue, les dentistes amateurs de la *transplantation* avaient jeté leur dévolu sur les petits ramoneurs, parce que ces derniers étaient ordinairement d'une excellente santé, et que la misère et l'ignorance de leur action coupable, les portaient à se laisser arracher les dents pour de l'argent.

On disait aussi qu'autrefois, lorsqu'un militaire possesseur d'un grade supérieur avait une mauvaise dent, il la faisait enlever, pour la faire remplacer par une dent semblable qu'il faisait extraire à un soldat voulant bien consentir à se laisser mutiler, pour obtenir d'être exempt du service militaire.

Je crois que l'on a fait trop de bruit sur le succès *de la transplantation des dents*. Je dois avouer tout d'abord mon incrédulité au sujet de l'histoire des petits savoyards, aussi bien que de celle des militaires ayant un grade supérieur.

Je ne crois pas davantage qu'il y ait eu des dentistes assez imprudents pour s'exposer à des poursuites judiciaires en mutilant des individus n'ayant pas satisfait à la loi de la conscription; cette histoire devient encore plus invraisemblable, lorsqu'on y fait figurer un colonel ou un général.

N'ayant aucune confiance dans la *la transplantation des dents* fraîches, non seulement en raison de la difficulté de se procurer un sujet qui consente à se laisser extraire une bonne dent, mais encore de *la difficulté plus grande* de trouver, dans cette bonne dent, *la même longueur*, la même *grosseur* et *exactement la même forme* que la mauvaise dent que l'on veut remplacer, je ne m'occuperai dans cet article que de la transplantation des dents sèches.

A défaut de *dents fraiches*, c'est-à-dire de dents extraites sur des sujets vivants, Messieurs les dentistes avaient recours à des dents sèches, c'est-à-dire à des dents arrachées depuis longtemps sur des cadavres, dans les amphithéâtres des hôpitaux, pour faire *leurs transplantations*.

Pour avoir quelque chance de réussir à donner de la solidité à une dent transplantée, il faut que le sujet sur lequel on rapporte la dent soit doué d'une bonne constitution ; qu'il ait les gencives très saines (ce qui se rencontre rarement lorsqu'on se fait extraire *des dents cariées*) et qu'il ne soit pas âgé de plus de trente-cinq ans.

Il faut aussi que les dents que l'on veut *transplanter* soient *exactement semblables* à celles que l'ont veut remplacer ; cette condition est plus rigoureuse encore pour les racines que pour les couronnes : pour ces dernières, ce n'est qu'une question de coquetterie ; tandis que pour les racines c'est une condition *sine quâ non* de la réussite de l'opérateur.

Si la racine n'était pas *assez grosse*,

elle ne remplirait pas suffisamment la cavité alvéolaire pour adhérer avec ses parois, qui doivent l'embrasser et pour ainsi dire la sertir à son collet. Alors il se forme dans les vides une matière sanieuse grisâtre, produisant une odeur assez désagréable pour porter le patient à se débarrasser promptement de ce foyer d'infection et à faire extraire la dent.

On aurait pourtant plus de chance de réussir avec les dents sèches, parce qu'on peut, avec de l'argent, s'en procurer une assez grande quantité pour en trouver une qui soit à peu près pareille à celle que l'on veut remplacer ; il faut en choisir, de préférence, une dont la racine soit *un peu plus grosse,* parce qu'avec les instruments on peut lui donner la forme que l'on veut, et par ce moyen arriver à quelques chances de succès.

Quoiqu'il en soit, la transplantation

a fait son temps, tandis que la replantation ne sera jamais abandonnée.

---

§ 14

ABLATION DU TARTRE

La salive contient un limon tartreux, qu'elle dépose *par couches*, le plus souvent, près du collet des dents; il est tantôt blanchâtre, tantôt jaunâtre et finit par former le tartre.

Faucroy le considérait comme produit par la cristallisation de quelques sels salivaires; *Gariot* l'a attribué à une sécrétion des alvéoles; le professeur *Serres* a signalé l'existence *de cryptes glanduleuses* qu'il nomme *glandes dentaires*, et qu'il pense être la source de cette matière.

Chez les scorbutiques, le tartre est

mou et très abondant; chez les personnes de bonne constitution, il est dur et plus long à se former; si on cesse de manger pendant quelque temps sur un côté des mâchoires, le tartre ne tarde pas à s'y amasser, surtout chez les personnes qui n'ont pas soin de recourir, chaque jour, aux soins de propreté prescrits par l'hygiène.

C'est au collet des dents que le tartre commence à se former: chez certains sujets, il soulève la gencive et s'incruste pour ainsi dire à la place qu'elle occupait; la gencive présente alors un espèce de bord libre fortement tuméfié, d'une couleur rougeâtre, quelquefois lie-de-vin, laissant échapper, à la pression du doigt, un pus sanguinolent, d'une odeur des plus nauséabondes: cette suppuration détruit les gencives et se propage souvent aux alvéoles, qui s'amollissent;

les dents deviennent chancelantes et finissent par tomber.

J'ai aussi rencontré des personnes ayant du tartre sur leurs dents depuis longtemps, sans y produire aucun mal; il est dur, d'une couleur brune et s'enlève facilement par écailles.

Le tartre est formé, d'après *Berzelius*, de 79,0 de phosphate de potasse; 12,5 de mucus; 1,0 de matière salivaire et de 7,5 d'une matière animale, soluble dans l'acide hydrochlorique.

Lorsque le limon est arrivé à l'état calcaire, il faut préalablement le faire disparaître avec une rugine en acier: cette opération, qui paraît fort simple, nécessite pourtant un grand soin de la part de l'opérateur, surtout pour enlever complétement le tartre qui s'est fixé au collet de la dent, après avoir soulevé la gencive. Ce travail étant fait par une main habile, il suffit d'employer, pendant quelque temps, des teintures aromatiques et spiritueuses, pour raffermir le tissu des gencives; ou tout simplement, faire usage de frictions avec de la poudre de quinquina, ou bien encore, avec des feuilles de cochléaria pilées, pour que les gencives reprennent, s'il est temps encore, leur adhérence avec le collet des dents.

Si les dents ne sont couvertes que d'un limon jaunâtre, il faut avoir recours à une poudre dentifrice, indiquée par un *médecin dentiste*, qui la formulera, selon le cas, pour rendre aux dents leur blancheur normale, sans altérer la qualité de l'émail.

Il faut, après avoir expulsé le limon et le tartre, en prévenir le retour par tous les moyens hygiéniques et surtout par l'usage d'un bon dentifrice, en observant de n'employer à cet effet, qu'une brosse appropriée à la nature de l'émail et à l'état des gencives, en ayant soin de la faire agir souvent sur les dents : pour la mâchoire supérieure, *de haut en bas*, et pour la mâchoire inférieure, *de bas en haut* ; c'est surtout sur les dents du bas que le tartre se fixe le plus vite, c'est aussi à cette mâchoire qu'il faut donner le plus de soins. Il est nécessaires, après cette opération, de se bien rincer la bouche avec de l'eau tiède animée avec un élixir à base de quinine, afin d'entraîner le limon détaché par l'action de la brosse, et de raffermir la membrane buccale.

Lorsque l'émail se trouve attaqué par le séjour trop prolongé du tartre, on doit employer les moyens curatifs appropriés à la situation.

Si les gencives sont blafardes et relachées dans leur tissu, on peut se servir de brosses rudes, pour les stimuler et leur rendre leur couleur vermeille ; lorsqu'elles sont gorgées de sang, l'emploi souvent répété de la brosse avec une poudre astringente peut, dans bien des cas, les rappeler à la santé

CHAPITRE V

MALADIES DE LA BOUCHE

La bouche peut être le siége de plusieurs affections, qui attaquent ordinairement la membrane muqueuse de cette cavité.

Au nombre de ces maladies on distingue :

Les *aphtes*, les *ulcères scorbutiques*, les *abcès*, les ulcères *syphilitiques*, l'*épulies*, la brièveté du *frein de la langue* (filet), les *fongus*, la *grenouillette*, etc., etc.

Les *aphtes* sont des excoriations de

la bouche, qui se montrent sous l'aspect de petits tubercules blanchâtres; leur forme est irrégulière et plus ou moins étendue; elles sont superficielles et font éprouver au malade un sentiment de chaleur brûlante. Leur présence se manifeste le plus souvent à la face interne des lèvres, surtout vers les angles de leurs commissures et sur les bords latéraux de la langue; elles se rencontrent aussi, mais plus rarement, sur les faces des gencives.

Elles sont disséminées en pustules solitaires de la grosseur d'un grain de millet; elles se réunissent quelquefois de manière à former une croûte assez épaisse. Elles sont tantôt transparentes, tantôt opaques, et quelquefois elles affectent des couleurs livides, jaunâtres ou noires.

Les causes qui produisent les aphtes tiennent à une disposition du sujet à l'inflammation, à l'abus des liqueurs fortes et stimulantes, à l'irritation que produit la fumée du tabac chez les fumeurs, etc., etc.

On combat les aphtes par les émollients, les antiphlogistiques, les styptiques et les toniques. Le traitement le plus employé consiste à les toucher avec un pinceau de charpie trempé dans du miel rosat ou le collyre de *Lanfranc*, ou bien encore, si elles sont persistantes, à les toucher avec un crayon de nitrate d'argent.

Les boissons rafraîchissantes propres à cette maladie sont : l'eau d'orge miellée, la limonade cuite, les infusions de mauve, de violette, etc., etc., édulcorées avec des sirops à principes émollients.

L'usage immodéré des substances mercurielles occasionne des aphtes qui diffèrent essentiellement de celles dont je viens de parler, quoiqu'elles aient à peu près le même aspect; elles sont presque toujours accompagnées du gonflement des glandes salivaires et de salivation.

Ces aphtes sont superficielles, et causées par la rupture de l'épiderme qui recouvre la membrane muqueuse de la bouche, dont toutes les parties sont plus ou moins tuméfiées ; comme les précédentes, elles font éprouver un sentiment de chaleur brûlante. On obtient facilement la guérison en suspendant la médication mercurielle et en prescrivant des gargarismes émollients.

---

§ 1er

DES ABCÈS

L'*abcès* des gencives, connu sous le nom de *parulis*, est une tumeur contre nature, contenant une matière composée de sucs épanchés et détériorés, mêlés à des débris de parties solides, et qui est toujours la conséquence plus ou moins prompte d'un état inflammatoire ; il se développe rapidement ou avec lenteur : dans le premier cas, il est la terminaison d'une tumeur humorale devenue chaude, mais primitive, formée subitement et par fluxion ; dans le second cas, il est ou le produit d'une tumeur froide à peine inflammatoire, formée par congestion, ou d'un épanchement particulier.

Les *abcès de la bouche* ont pour cause les dents cariées, les dents chancelantes, les coups, les chûtes, la présence de corps étrangers, etc., etc. Ceux qu'on rencontre aux mâchoires se manifestent ordinairement entre le bord alvéolaire et les gencives, quelquefois dans les alvéoles mêmes et dans leurs sinus maxillaires.

Ceux qui se forment entre le bord

alvéolaire et les gencives donnent naissance à de petites tumeurs oblongues, qui sont toujours la suite d'une légère inflammation. Ils n'offrent aucun danger; pourtant on doit y porter attention, parce qu'ils pourraient dégénérer en fistule. Pour éviter ce résultat fâcheux, il suffit d'ouvrir l'abcès lorsqu'il est bien fluctueux, en pratiquant une incision cruciale à sa partie moyenne et en exerçant une légère pression avec les deux index, pour faire sortir le pus. Si cette affection provenait de la carie d'une dent, ou de racines qui seraient restées à la suite d'une fracture, il faudrait faire l'extraction de la dent ou de la racine.

Les *abcès des sinus maxillaires* sont des collections de pus formées dans leurs cavités, déterminées par l'inflammation de la membrane qui les tapisse.

On leur donne aussi issue en faisant

enlever la deuxième petite molaire, ainsi que la première grosse : les racines de ces dernières étant très longues, pénètrent souvent dans ces sinus. Si, au contraire, les racines ne communiquent pas au sinus, ou bien si l'ouverture est trop étroite, on termine l'opération avec un instrument perforatif, au moyen duquel on parvient dans la cavité maxillaire; on lave ensuite la plaie avec des injections iodées, et une terminaison favorable ne tarde pas à se manifester.

L'ulcère est une affection chronique, produite ou entretenue par une cause interne. N'ayant à m'occuper ici que des affections qui se déclarent dans la bouche, je ne citerai seulement que les ulcères syphilitiques et scorbutiques.

§ 2

DES ULCÈRES SYPHILITIQUES

Les *ulcères syphilitiques* présentent à leur début une petite pustule qui a l'aspect d'une tache rougeâtre, qui devient vésiculeuse, et s'ulcère aussitôt que la vésicule est ouverte. Lorsque l'ulcère vénérien est formé, il s'étend en largeur ou en profondeur ; ses bords sont coupés droits; c'est surtout à ce signe caractéristique qu'on le reconnaît. Le pus qui en découle est *grisâtre*, *couenneux*, *adhérent*, et répand une odeur *sui generis*.

Lorsque ces *ulcères* existent sur la peau, ils se propagent à l'infini, de telle sorte qu'ils se cicatrisent dans un endroit, pour reparaître bientôt dans un autre. Dans les syphilis anciennes, ils se promènent sur la surface du corps et laissent de très larges cicatrices bosselées et lisses au toucher.

Les ulcères vénériens *consécutifs* produisent une maladie que l'on nomme *ozène*, à cause de l'odeur fétide que les malades exhalent par le nez et par la bouche.

Au début de cette affection, les ulcères qui se montrent à l'arrière-bouche occupent le plus ordinairement *les amygdales, les piliers, la voûte* et *le voile du palais*; ils sont creusés plus profondément que les ulcères primitifs, ont une couleur sale, quelquefois brune ou jaunâtre, et sont circonscrits par une auréole rouge plus ou moins foncée; leurs bords sont inégaux, comme frangés, et coupés perpendiculairement; ils sont plus gonflés que ceux des *ulcères primitifs*.

Plus *les ulcères* du *voile du palais* marchent rapidement et se multiplient, plus les fosses nasales et la voûte palatine sont atteints par les progrès de la maladie. Bientôt il survient des abcès, suite de la carie des os, qui amènent la destruction d'une grande partie de la mâchoire supérieure.

Cet accident se reconnaît à un pus plus ou moins abondant et mêlé de fragments osseux, que le malade élimine en se mouchant ou lorsqu'il crache ; peu à peu la cloison nasale et les os propres du nez se détruisent, ainsi que la voûte palatine, qui finit par se réduire à un tel point qu'il ne reste plus que le bord alvéolaire, dont le rétrécissement progressif amène la chute des dents ; la figure devient alors hideuse et repoussante, à cause de la perte des os propres du nez et de l'écoulement habituel d'un pus des plus fétides ; les cavités buccale et nasale n'en forment plus qu'une par suite de la destruction de la voûte palatine et de la cloison des fosses nasales, la voix devient rauque et l'articulation des sons ne s'effectue plus qu'imparfaitement.

On traite *l'ulcère syphilitique* par l'usage des mercuriaux sagement administrés. Comme il s'agit ici d'une affection constitutionnelle, je renvoie ceux qui voudraient avoir une connaissance plus approfondie de cette affection aux ouvrages qui en traitent spécialement.

---

§ 3

DES ULCÈRES SCORBUTIQUES

Les ulcères *scorbutiques* sont de couleur *lie de vin* et baveuse. La solution de continuité qui les caractérise n'est plus ici la maladie principale : elle n'est que le symptôme d'une affection interne, locale ou générale; les gencives se gonflent et se ramollissent, elles secrètent un liquide purulent et sanguinolent, d'une odeur nauséabonde; les dents se déchaussent, deviennent chancelantes et se couvrent d'un limon ayant une couleur jaunâtre, qui se transforme bientôt en tartre. Les lèvres et la langue prennent une teinte violacée; l'haleine devient fétide, le teint plombé, etc.

Les *ulcères scorbutiques* des gencives et de l'intérieur de la bouche doivent être fréquemment touchés avec un pinceau trempé dans de l'acide chlorhydrique étendu d'eau : les malades useront en même temps de gargarismes toniques et astringents, tels que limonade sulfurique, décoction amère de quinquina, etc., etc. Il en est de ces ulcères comme de ceux qui se forment sur les diverses parties du corps ; c'est moins du traitement local, que des remèdes internes, que l'on doit attendre la güérison.

---

§ 4

DES FONGUS

Les fongus sont des espèces de végétations de la membrane qui tapisse le fond des cavités alvéolaires, et qui, à mesure qu'ils se développent, font éprouver de la douleur et tendent à chasser les dents à l'extrémité desquelles ils se trouvent; ces tumeurs sont ordinairement molles, quelquefois dures et cartilagineuses; elles s'élèvent des gencives par un ou plusieurs tubercules, ou du fond des alvéoles, entre les dents qui sont altérées.

On attribue la présence des fongus à la carie ou à la nécrose qui affecte les alvéoles, et même le corps de l'une et de l'autre mâchoire. Quoique généralement molles, ces tumeurs sont susceptibles de devenir plus consistantes ; et, dans certains cas, elles conservent leur mollesse jusqu'à la fin ; il en est d'autres qui restent toujours fermes ; lorsqu'elles sont molles et spongieuses, elles sont percées de plusieurs ouvertures, d'où suinte continuellement une humeur visqueuse puriforme et souvent sanguinolente.

Leur présence sur les gencives n'a pas toujours lieu de la même manière : quelquefois elles tiennent par un simple pédicule, d'autres fois par une base plus ou moins large. Lorsque cette base est confondue avec leurs tissus, elles s'insinuent quelquefois à travers les interstices des dents pour aller attaquer le côté opposé du bord alvéolaire ; dans ce cas, elles deviennent difficiles à enlever.

Ces tumeurs ne doivent pas être confondues avec le gonflement des gencives produit par une diathèse scorbutique. Il ne faut pas non plus les confondre avec le sarcôme de l'os maxillaire, ni avec le flegmon des gencives, dont les symptômes sont tout à fait différents de ceux que présentent les épulies : leurs abcès sont toujours accompagnés de chaleur, de rougeur et d'un gonflement considérable à la joue. En général, cette maladie est lente à se développer : on parvient à la guérir par les antiphlogistiques, le cautère-actuel et les instruments tranchants.

§ 5

DE LA GRENOUILLETTE

La dilatation du conduit excréteur de la glande sous-maxillaire peut produire une tumeur qui se forme sous la langue, près de son ligament. On désigne cette tumeur sous le nom de *grenouillette* : ceux qui en sont attaqués ne rendent que des sons rauques, à moitié articulés, et que l'on a comparés au croassement des grenouilles.

Cette maladie est plus commune chez les enfants que chez les adultes : quelquefois, des nouveaux-nés en sont atteints.

On peut aussi attribuer la présence de la *grenouillette* au rétrécissement ou à l'oblitération du conduit excréteur de la glande sous-maxillaire. Cet état du canal est produit tantôt par un calcul salivaire, tantôt par la matière blanchâtre d'une aphte située sur son orifice; quelquefois même par un petit ulcère qui enflamme ce conduit, et en oblitère l'orifice. Alors la salive, ne pouvant plus couler dans la bouche, s'amasse dans le canal et en distend les parois qui s'épaississent.

La grenouillette affecte *au début* la forme d'une tumeur molle, blanchâtre, un peu transparente, indolente, située sous la langue; elle est d'abord petite, puis s'accroît peu à peu et acquiert le volume d'une grosse noix, quelquefois même d'un petit œuf. Abandonnée à elle-même, cette tumeur parvient à un tel degré d'accroissement, qu'elle occupe la plus grande partie de la cavité de la bouche. Dans cet état, elle refoule la langue en arrière et en gêne les mouvements, de manière à empêcher la succion chez les enfants, la mastication et même la parole chez les adultes; elle porte en dehors les dents incisives et les canines, pousse en bas la paroi inférieure de la bouche, et finit par se montrer sous le menton, ou elle forme une saillie plus ou moins considérable.

Lorsque *la grenouillette* est parvenue à ce dernier degré de développement, elle est très douloureuse, surtout lorsque le malade remue la langue, qu'il parle ou qu'il mange ; la pression que cet organe exerce sur la partie voisine peut y attirer des abcès ; la tumeur elle-même s'enflamme, sa paroi suppure, et le pus se mêle à cette collection de salive.

La grenouillette étant récente, la salive conserve sa limpidité ; mais elle peut aussi produire une composition visqueuse qui la fait ressembler à du blanc d'œuf.

Cette maladie ne pouvant être guérie que par une opération chirurgicale, j'adresse mon client à un chirurgien.

§ 6

DE L'ÉPULIE

L'épulie est une excroissance ordinairement pourvue d'un pédicule qui naît et se développe sur les gencives ou au fond des alvéoles. Cette maladie succède souvent à *l'abcès des gencives*, que l'on connaît sous le nom *de parulie;* il arrive quelquefois qu'elle se manifeste spontanément, sans cause connue; mais le plus souvent, elle doit sa naissance à la carie de quelque dent voisine, ou bien elle provient de la carie ou de la nécrose du maxillaire correspondant.

Cette tumeur se montre d'abord sous la forme d'un petit tubercule, recouvert d'une membrane mince et lisse, d'un rouge pâle, à surface ordinairement inégale. Ce tubercule, qui est pourvu d'un pédicule plus ou moins marqué, est peu douloureux et atteint chaque jour un volume plus ou moins considérable. *L'épulie,* en général, est molle dans son principe et acquiert quelquefois de la consistance et même une dureté cartilagineuse.

Il est facile de distinguer *l'épulie* du *sarcôme* de l'os maxillaire, parce qu'elle n'est point accompagnée du gonflement de la mâchoire et qu'on ne peut pas introduire par le pédicule de la tumeur un stylet jusque dans le sinus maxillaire, etc., etc.

D'après *Petit*, il ne faut pas confondre ce genre de sarcôme avec ceux qui dépendent de la carie des dents ou qui sont la suite des abcès, ni avec les *épulies* dépendant des mêmes causes. Le *sclérosarcoma*, dont parle *Maujet*, est une végétation ulcérée du périoste des alvéoles, où la maladie commence.

---

§ 7

BRIÈVETÉ DU FREIN DE LA LANGUE

Le frein de la langue est un repli membraneux situé au-dessous de la partie moyenne de cet organe et destiné à régulariser ses mouvements en les limitant. Ce repli se prolonge quelquefois vers l'extrémité de la langue; il empêche alors d'exécuter, avec liberté, tous les mouvements dont elle est susceptible. Quelquefois son étendue et sa disposition sont telles, que l'enfant nouveau-né saisit très-difficilement le sein de sa mère et ne peut pas opérer la succion du mamelon avec assez de force pour en faire couler le lait. D'autres fois, moins prolongé, il ne fait que produire une gêne dans la prononciation, même l'impossibilité de prononcer certains mots;

dans les deux cas, on remédie à cet inconvénient par une opération très simple, qui consiste à soulever la langue en la tenant dans cette position avec la plaque fendue de la sonde cannelée, et à couper avec des ciseaux le repli membraneux dans une étendue convenable, en ayant soin d'éviter la lésion des artères ranines. Dans le cas où cet accident viendrait à avoir lieu, on arrêterait l'hémorrhagie en cautérisant l'ouverture de l'artère, au moyen d'un stylet rougi au feu. *(Petit)*.

D'après ce qui précède, on voit que *l'insuffisance du frein de la langue* n'est pas une infirmité difficile à guérir ; pourtant elle a été la cause de la mort de beaucoup d'enfants, qui, ne pouvant prendre le sein de leur mère nourrice, sont arrivés dans un état de débilité tel, que le médecin étant prévenu trop tardivement, l'opération perd presque toutes ses chances de succès, et la mort devient imminente : on ne saurait donc se mettre trop en garde pour prévenir une pareille terminaison.

---

§ 8

DES SOINS DE PROPRETÉ ET D'HYGIÈNE QUE L'ON DOIT APPORTER À LA BOUCHE ET AUX DENTS

Tous les ouvrages anciens et modernes que j'ai lus, s'occupent des moyens hygiéniques et thérapeutiques nécessaires au traitement des maladies de la bouche et des dents. Personne, jusqu'à présent, n'étant encore parvenu à trouver quelque médicament propre à les conserver saines, en *empêchant la carie de les envahir*, nous ne pouvons avoir recours qu'aux moyens conservateurs pour arrêter le mal dans sa marche, et calmer les douleurs si bien connues sous la dénomination *de rage de dents*.

Les parents doivent faire contracter à leurs enfants l'habitude de se soigner la bouche tous les matins ou tous les soirs ; c'est souvent à l'inobservation des principes d'hygiène et de propreté que beaucoup de personnes doivent la perte de leurs dents.

Il faut tous les jours, à la fin de chaque repas, se rincer la bouche avec de l'eau tiède pour enlever les fragments de substances alimentaires qui auraient pu se fixer entre les dents. Si, malgré cette précaution, l'on reconnaît qu'il reste encore quelque corps étranger dans leurs interstices, on doit le faire disparaître avec un cure-dent en plume ou en bois, et ne jamais se servir d'aucun cure-dent métallique, canif, épingle, etc., qui affectent toujours d'une manière pernicieuse la muqueuse gengivale et causent souvent le déchaussement des dents.

Beaucoup de personnes ont la mauvaise habitude de se servir, après chaque repas, du coin de leur serviette pour se frotter les dents : c'est un moyen sûr pour reporter, dans leurs interstices, une partie *du limon* que l'on retire de leurs faces ; ce limon devient visqueux, déchausse et corrode souvent les dents vers leur collet.

§ 9

DU TARTRE

Ayant parlé dans le chapitre IV, page 190, de la formation du tartre, de sa nature, de ses effets destructeurs sur l'émail des dents et sur les gencives, je ne m'occuperai ici que des moyens mécaniques à employer pour en faire l'ablation.

Malgré l'avis contraire de beaucoup de praticiens, MAURY a dit dans son manuel du dentiste, page 192 : « que l'on pouvait, *sans inconvénient*, détacher avec des instruments tranchants le tartre qui se forme sur les dents des sujets de tout âge. »

Je partage sans réserve cette opinion, que j'ai déjà manifestée dans un chapitre précédent; c'est aussi l'avis de FOURNIER, qui dit :

« Si les dents sont inégales en longueur, ce qui gêne la mastication et blesse les regards, il faut les égaliser au moyen de la lime. On doit aussi avoir recours à cet instrument pour séparer les dents trop rapprochées, entre lesquelles s'introduisent des portions alimentaires que le cure-dent ne peut retirer ; cette séparation donne d'ailleurs de la grâce à la denture et *ne peut être suivie d'aucun inconvénient* lorsqu'elle est faite par une main exercée ; ce sont particulièrement les incisives qui exigent qu'on les égalise et qu'on les sépare. »

Il m'est arrivé bien souvent d'être obligé de limer trois ou quatre millimètres d'émail pour *raccourcir* des dents trop longues, *diviser* celles qui se croisaient, ou bien enlever une portion de dent cariée, sans que ces opérations aient eu la moindre influence pernicieuse sur la durée des dents. On peut donc se servir d'instruments en acier, pour extraire le tartre fixé sur l'émail, sans craindre de lui porter la moindre atteinte fâcheuse. Il est bien entendu que cette opération ne doit pas être confiée à des mains inhabiles, surtout si le tartre est fixé au collet de la dent, à la place que doit occuper la muqueuse gengivale, lorsque cette dernière a cessé d'adhérer à la dent, par suite d'une des maladies que j'ai décrites dans le chapitre IV.

---

§ 10

MÉDICAMENTS

Lorsque je me suis occupé des maladies des dents et de la bouche, j'ai indiqué les moyens thérapeutiques qui pouvaient être appliqués à chaque genre de maladie, tout en me renfermant dans les limites tracées par le cadre restreint et *tout spécial* de cet ouvrage; je ne m'occuperai donc que des principaux médicaments employés le plus ordinairement dans la médecine dentaire : ce sont les *émollients*, les *toniques*, les *sédatifs*, les *sialagogues*, les *détersifs*, les *anti-scorbutiques* , les *escharotiques* et différents composés pharmaceutiques que l'on emploie les uns sous la forme de *gargarisme* , et d'autres pour nettoyer les dents et pour combattre une mauvaise haleine.

LES ÉMOLLIENTS sont des substances qui ont la propriété de relâcher et de ramollir les parties tendues par l'inflammation. Les boissons mucilagineuses et délayantes, les *huiles* et les *gommes* agissent comme *émollients;* les substances qui composent ces remèdes sont les feuilles de *guimauve*, de *mauve*, de *bouillon blanc*, de *séneçon*, de *pariétaire;* la *graine de lin*, la *racine de guimauve;* les *fleurs de violettes*, de *mauve*, *de guimauve*, de *tussilage*, de *coquelicot*.

Les SÉDATIFS sont des médicaments qui modèrent et calment la douleur, en agissant directement sur le système nerveux ; ils comprennent aussi les narcotiques et les anodins.

LES NARCOTIQUES ont une action très grande sur l'économie des tissus, en les affaiblissant dans toutes leurs propriétés vitales ; ils ont une action stupéfiante qui agit d'une façon directe sur le système nerveux, qui calme les souffrances, et paralyse très souvent l'action nerveuse.

LES NARCOTIQUES sont simples ou composés. *Les narcotiques simples* sont les *têtes de pavot blanc*, la *belladone*, la *laitue vireuse*, la *ciguë*, la *jusquiame*, etc., etc. *Les narcotiques composés* sont le *laudanum* et autres préparations d'opium, le *baume tranquille*, la *thériaque*, la *teinture de Rousseau*, la *morphine* et ses sels, etc., etc.

LES ANODINS sont des substances calmantes, qui exercent leur influence sur le système nerveux, en modifiant la sensibilité ; cette dénomination sert ordinairement à exprimer l'action de tout moyen thérapeutique employé pour adoucir les douleurs.

LES ANODINS *simples* sont les fleurs de mélilot, de violette, le safran et le camphre, etc., etc.

LES ANODINS *composés* sont *l'onguent populeum*, le *cérat de Goulard*, la *liqueur anodine d'Hoffmann*, etc., etc.

LES TONIQUES sont des médicaments qui ont la faculté de relever et d'entretenir le ton des organes ; on distingue parmi *les toniques* les *stimulants*, qui réveillent l'action vitale des organes et agissent sur eux d'une manière prompte, mais d'un effet passager. D'autres agissent lentement et par degrés peu sensibles sur l'action organique des divers systèmes de l'économie, et augmentent leur force d'une manière durable.

LES TONIQUES sont amers ou astringents ; ils sont aussi amers et astringents.

Au nombre des *toniques* amers simples on distingue la *fumeterre*, *l'absinthe*, la *simaruba*, la *gentiane*, la *centaurée* et la *méniante*.

LES TONIQUES composés amers sont le *vin d'absinthe*, le *sirop de centaurée*, *l'élixir Dubois*, la *teinture d'ambre*, etc.

LES ASTRINGENTS amers sont *l'écorce de chêne*, de *saule* et de *marronnier d'Inde*, le *sirop* et *le vin* de *Kina*, *l'arnica*, etc., etc.

LES ASTRINGENTS simples sont la *grenade*, le *coing*, les *roses rouges*, le *ratanhia*, le *cachou*; ceux composés sont les *confitures de coing*, les *pastilles de cachou*, *l'oximel*, la *conserve de rose*, etc., etc.

LES EXCITANTS sont la *muscade*, la *mélisse*, la *canelle*, la *menthe*, la *coriandre*, et *le clou de girofle*.

LES DIFFUSIBLES sont les *éthers*, les

huiles essentielles de girofle, de *menthe*, de *canelle;* les teintures alcooliques, etc., etc.

Les anti-scorbutiques sont des excitants du système circulatoire; les simples sont le *raifort*, le *cresson*, le *citron*, le *limon*, le *cochléaria;* ceux composés sont le *sirop* et le *vin anti-scorbutique*, l'esprit de *cochléaria*, *l'acide citrique*, la *moutarde*, etc., etc.

Les sialagogues excitent les glandes salivaires, et provoquent la secrétion de la salive; ce sont le *tabac*, la *racine de pyrèthre*, le *gingembre*, *l'ammoniaque*, etc.

Les escharotiques sont des agents que l'on applique à l'extérieur, dont on se sert pour la cautérisation des chairs et des nerfs dentaires; parmi les plus employés se trouvent le *fer rougi à blanc*, le *chlorure d'antimoine*, les *alcalis purs*, le *sulfate de cuivre*, *d'alumine;* les sulfatesacides de *potasse calcinée*; le *nitrate d'argent*, la *potasse caustique*, etc., etc., et les acides concentrés.

Toutes les substances qui précèdent sont celles qu'on emploie le plus généralement contre les maladies de la bouche, des gencives et des dents; je vais m'occuper maintenant des poudres et des eaux dentifrices.

Tous les dentistes vantent une poudre de leur composition, qu'ils proposent à leurs clients, comme étant supérieure à *toutes celles déjà connues*; c'est, à les entendre, une panacée universelle!

Le bon sens fera justice de ces prétentions.

En effet, chez certains sujets, la couronne de la dent n'est pour ainsi dire composée que d'émail; tandis que chez d'autres, la matière animale est dominante et par conséquent la couche d'émail très mince; des maladies internes, l'usage de quelques médicaments et d'autres causes, peuvent altérer la qualité de l'émail et le ramollir d'une manière sensible.

Doit-on logiquement, pour *tous les cas*, conseiller la même poudre?

Evidemment non.

Ceux qui admettent *qu'une* poudre dentifrice soit indispensable pour compléter les soins de la bouche, devraient formuler une poudre selon l'état des dents du sujet qu'ils ont à traiter; en agissant ainsi, ils seraient au moins conséquents avec eux-mêmes.

D'après une expérience acquise, je n'hésite pas à dire que toute personne qui se brosse les dents avec les soins nécessaires, n'a besoin de se servir d'autre chose que *d'eau tiède*. Ils est évident que le tartre ne se forme pas en quelques jours, mais bien par plusieurs couches de limon superposées; que c'est alors seulement que cette matière se solidifie, et passe à *l'état calcaire;* il ne faut pas attendre qu'il en soit ainsi, et le moyen est bien simple, c'est de se brosser, *chaque jour,* les dents convenablement, *avant que le tartre soit formé.*

Je conseillerai cependant aux personnes qui *ont l'habitude* de se servir de poudres dentifrices aromatisées, pour se rafraîchir la bouche et pour donner une belle couleur à leurs lèvres, une poudre des plus inoffensives, qui ne peut avoir aucun effet fâcheux sur l'émail, quelles que soient ses conditions hygiéniques.

Voici sa composition :

Magnésie Anglaise .	100	grammes.
Iris de Florence . .	100	»
Cochenille	10	»
Essence de roses . .	10	gouttes.

Si je n'admets pas, pour les personnes qui apportent un soin minutieux à la propreté de leur bouche, qu'il soit *rigoureusement nécessaire* de se servir de poudre dentifrice pour entretenir la propreté des dents, j'insiste davantage pour qu'on ne se serve jamais d'une eau qui ait la propriété de *blanchir l'émail,* parce que toute eau qui agit dans ce sens doit contenir *au moins* deux dixièmes d'acide hydrochlorique. J'en ai dit assez sur l'influence fâcheuse que peut exercer toute espèce d'acide sur la couronne des dents, pour ne pas avoir à m'étendre davantage à ce sujet.

Il est bien entendu que je n'exclus les acides, que pour ce qui a rapport à *l'émail des dents*, et que je suis d'avis qu'il est indispensable de les prescrire pour combattre certaines affections buccales.

Je conseille mon *élixir odontalgique,* dont on doit se servir tous les jours après s'être brossé les dents avec soin ;

il me réussit parfaitement depuis 25 ans que je l'indique; comme *astringent,* pour les gencives dont les tissus sont relâchés et *sanguinolents,* et pour raffermir les *dents chancelantes;* comme *sédatif,* en l'injectant dans les caries, ou bien en l'employant avec du coton pour faire des pansements aux dents malades. Beaucoup de mes clients ont réussi, en mettant de la persistance à *renouveler souvent les pansements*, à faire devenir *sèches* des caries *humides,* qui étaient assez avancées pour causer des douleurs aigües par le contact de liquides *froids* et d'aliments *chauds*.

Pour conserver aux gencives leur état normal, il faut mettre une demi cuillerée à café de mon *élixir odontalgique* dans deux cuillerées ordinaires d'eau tiède, et s'en servir comme *collutoire,* en ayant soin de le conserver *le plus longtemps qu'on pourra dans la bouche,* afin de donner aux gencives le temps d'absorber le plus possible du liquide, dont voici la composition :

Alcool à 40 dégrés	8 litres.	
Essence de menthe anglaise.	120	gr.
» de néroli	40	»
» de canelle	40	»
Teinture d'ambre	60	»
» de pyrèthre	40	»
Esprit de cochléaria	40	»

---

§ 11

DE L'EXTRACTION DES DENTS

L'avulsion des dents est une opération qui paraît, aux yeux du vulgaire, très facile à exécuter; elle réussit, en effet, dans presque tous les cas ordinaires, même lorsqu'elle est pratiquée par les empiriques les plus ignorants, qui vous donnent toujours pour excuse, quand ils fracturent une dent, que c'est *parce qu'elle était barrée!* La plupart de ces sortes de praticiens se gardent bien d'essayer d'extraire les racines cassées au niveau de l'alvéole, surtout celles des dents dites de sagesse, que l'on aperçoit à peine tant elles sont cachées par les deuxièmes molaires leurs voisines. Il est heureux que la plupart de ces dentistes improvisés s'arrêtent en présence des difficultés et surtout des dangers qui peuvent résulter de ces sortes d'opérations, qui exigent une grande habitude des instruments et surtout un coup d'œil et une dextérité manuelle que l'on ne rencontre pas chez beaucoup de praticiens. Je vais en passant citer seulement les deux derniers accidents dont j'ai eu connaissance depuis six mois.

§ 12

ACCIDENT CAUSÉ PAR LA LANGUE DE CARPE

Une dame éprouvant des douleurs intolérables dans le voisinage de la dent dite *de sagesse* et dans l'oreille du côté gauche, se présente chez son dentiste pour lui demander de mettre un terme à ses souffrances. Celui-ci, après avoir examiné la bouche de la malade, lui dit que la cause du mal provenait d'une dent de sagesse qui avait été découronnée en partie, et que le seul remède à apporter était de la faire extraire. Cette dame ayant consenti à se laisser opérer, le dentiste prit une langue de carpe et se mit en devoir d'extraire la dent avec cet instrument, qui glissa entre les deux molaires par le mouvement imprimé par l'opérateur et alla traverser les chairs de la joue ; une hémorrhagie se déclara ; le dentiste, qui n'était pas médecin, ne sachant que faire pour arrêter le sang qui coulait en abondance, envoya chercher un docteur, qui donna les soins nécessaires et se rendit bientôt maître de la situation. Il en est resté à la personne opérée une cicatrice légère au milieu de la joue.

Ce fait m'a été rapporté par la malade, qui est devenue ma cliente.

---

§ 13

ACCIDENT CAUSÉ PAR LE PIED DE BICHE

Un monsieur était allé chez son dentiste pour se faire extraire une racine d'une petite molaire inférieure, fracturée au niveau de son alvéole. Cette racine n'offrait aucune prise au pied de biche ; pourtant l'opérateur, se fiant trop sur la force musculaire dont il était doué, posa son instrument sur le bord alvéolaire qui est très mince, espérant pouvoir enlever cette partie de cloison en même temps que la racine. Il n'en fut pas ainsi : l'instrument n'ayant pas de point d'appui pour que l'opérateur pût modérer au besoin sa force, glissa et traversa la base de la langue, ainsi que le plancher de la bouche !

Aussitôt après la guérison de ses blessures, le malade vint me trouver, avec son médecin, pour obtenir la guérison de la racine qui continuait toujours à le faire souffrir. Après avoir examiné la partie affectée, je reconnus qu'il n'y avait d'autre remède à apporter que l'extraction de la racine avec le *pied de biche;* on me raconta alors ce qui s'était passé un mois avant, et le malade me déclara formellement qu'il ne consentirait jamais à laisser employer sur lui un *outil* aussi dangereux, dont il ne connaissait que trop les effets !

Le médecin me prit à part et me demanda si je ne pourrais pas faire l'opération avec un autre instrument que celui que je proposais. Dans le cas négatif, il désirait savoir si je n'avais aucun accident à redouter en agissant avec le *pied de biche*. Nous rentrâmes dans mon cabinet pour examiner la bouche avec le plus grand soin ; je fis observer au docteur qu'en appuyant sur la racine, elle laissait échapper à son pourtour un pus sanieux qui était l'indication d'une *périostose alvéolo-dentaire ;* que, par conséquent, cette racine offrirait peu de résistance et que je l'aurais facilement. Le médecin me dit d'agir par surprise près de son malade, qui ne consentirait jamais à se laisser mettre le *pied de biche* dans la bouche.

Après avoir placé dans ma poche, sans être aperçu du malade, un petit maillet qui me sert dans les occasions extraordinaires, je pris une petite gouge (pour remplacer le pied de biche) avec laquelle je faisais semblant d'ôter le tartre de dessus les dents, puis j'arrivai sans que mon malade s'en aperçût, à placer ma petite gouge sur le bord alvéolaire. Le coup de maillet ne se fit attendre, et la racine était sortie de l'alvéole avant que mon client eût eu le temps de jeter un cri de surprise.

---

§ 14

L'EXTRACTION D'UNE DENT ENTRAINE DANS UN TEMPS RAPPROCHÉ LA CHUTE DES DENTS VOISINES

Ainsi que je l'ai dit dans le chapitre IV, les *médecins dentistes* ne doivent recourir à l'extraction d'une dent qu'après avoir essayé, pour la conserver, des moyens thérapeutiques mis en usage pour combattre le genre de maladie qui lui est propre. Non-seulement l'avulsion d'une dent est un sujet de frayeur pour un malade qui redoute la souffrance, mais encore les conséquences fâcheuses qui résultent de l'opération doivent toujours faire différer l'extraction tant qu'il reste quelque lueur d'espoir de guérison. En effet, j'admets que l'on soit obligé de faire enlever la première grosse molaire il est évident que la deuxième grosse molaire dévie d'arrière en avant, et que la deuxième petite molaire opère un mouvement dans le sens contraire de sa voisine, du côté de la solution de continuité. Ces deux dents ayant perdu leur point d'appui commencent par s'ébranler, ne tardent pas à être sensibles pendant la mastication, et finissent par devenir tellement douloureuses, qu'on est obligé d'avoir recours à l'extraction.

Si les circonstances vous forcent à avoir recours, à ce dénoûment, il ne faut pas manquer de conseiller de faire poser une dent fausse quinze jours *au plus* après l'opération. De cette façon, les déviations n'auront pas lieu et les dents pourront être très bien conservées.

---

§ 15

DES AGENTS ANESTHÉSIQUES

Beaucoup de dentistes, par un sentiment très louable, ont recours à divers agents anesthésiques pour épargner à leurs clients la souffrance causée par l'extraction d'une dent. On a d'abord employé *l'éther*, qui a été adopté par tous les chirurgiens pour faire leurs opérations. Deux ans après, le chloroforme est venu détrôner l'éther et a été accueilli avec une grande faveur par tout le corps médical.

Le *chloroforme* a rendu et rend encore tous les jours de grands services dans la pratique des opérations chirurgicales, telles que les amputations, les ablations de tumeurs, les résections, etc., etc., mais je n'approuve pas qu'on emploie cet agent pour faire l'extraction *d'une dent*, le temps de l'opération ne devant durer que deux à trois secondes.

Si la personne soumise à la chloroformisation éprouve des sensations bizarres, plus ou moins agréables, il n'en est pas de même quand elle est revenue à l'état normal; en effet, certains sujets éprouvent un malaise qui dure toute une journée après l'opération; d'autres ont des nausées, des vomissements, ou tombent dans un état de prostration qui se prolonge plusieurs heures; enfin, il existe assez de cas de mort survenus chez des sujets soumis aux inhalations du chloroforme, pour faire comprendre aux dentistes toute la réserve qu'ils doivent apporter dans l'emploi des agents anesthésiques, surtout lorsqu'il s'agit, je le répète, d'une opération d'aussi courte durée que celle de l'avulsion d'une dent.

Je ne dois pas passer sous silence

un autre agent *anesthésique* dont parlent depuis quelque temps certains journaux, surtout à la quatrième page, *le protoxyde d'azote,* découvert par *Priestley* en 1776, puis prôné par *H. Davy* à raison de ses propriétés *hilarantes*.

Comme *anesthésique,* cet agent chimique a été essayé en 1844 par un dentiste américain, *Horace Wells,* qui, découragé par l'insuccès de sa découverte, ne trouva rien de mieux à faire que de l'employer pour se suicider.

J'ai essayé sur moi-même et sur plusieurs sujets les effets du *protoxyde d'azote;* j'ai aussi assisté à plusieurs expériences faites par les maîtres de la science. Ils l'ont bientôt abandonné, après avoir reconnu que son action anesthésique était souvent douteuse et dans tous les cas toujours *très fugace*.

M. Herman, de Berlin, vient d'adresser une lettre à l'Académie, par l'entremise de *M. Chevreul*, pour appeler l'attention sur les dangers que l'emploi du *protoxyde d'azote* peut présenter. Il termine en déclarant que le protoxyde, respiré sans mélange d'oxygène, a causé en Allemagne de *véritables désastres*.

Tous les hommes compétents qui se sont occupés du *protoxyde d'azote*, reconnaissent que souvent, dans la production de ce gaz, il s'y rencontre du *bioxyde d'azote;* cette substance est tellement dangereuse, qu'elle commande au moins la plus grande prudence. *M. Dumas* lui-même a appelé l'attention de l'Académie sur la difficulté pratique de s'assurer de la pureté de cette substance, que l'on aura grand'peine à faire revivre comme agent anesthésique.

Cette monographie médicale est plutôt destinée aux *chirurgiens-dentistes* qu'aux gens du monde, qui, pour la plupart, comprendraient difficilement les cas de *redressements* et de *replantation* que j'ai décrits.

J'avais, dans les premières pages de cet opuscule, parlé de la *prothèse dentaire* en annonçant l'intention de la traiter avec quelques détails. La place manque dans le cadre restreint que je me suis tracé, pour les développements nécessaires à cette partie si essentielle de *l'art dentaire*. J'en ferai l'objet d'un autre volume qui paraîtra prochainement.

TABLE DES MATIÈRES

Préface. 1

Avant-propos 3

CHAPITRE PREMIER

DE LA PREMIÈRE ET DE LA DEUXIÈME DENTITION

Développement des mâchoires pendant le travail de la première dentition dans le fœtus 7

§ 1er Première dentition. 11

§ 2 Deuxième dentition. 22

§ 3 Travail de l'éruption des dents de la mâchoire inférieure 26

§ 4 Travail de l'éruption des dents de la mâchoire supérieure. 30

§ 5 Accidents qui peuvent résulter pendant le travail de la première et de la deuxième dentition ; moyens de les prévenir. 38

CHAPITRE II

Observations pathologiques 57

Première observation. Carie de l'os maxillaire. foret cassé dans une racine 59

Deuxième observation. Mauvaise application d'un appareil avec des crochets 63

Troisième observation. Accident causé par un dentier (système à ressorts) 66

Quatrième observation. Résultat d'une mauvaise préparation de bouche avant la pose d'un appareil de quatre dents 70

Cinquième observation. Conséquences fâcheuses d'une racine mal perforée 75

Sixième observation. Quatre insuccès prothétiques ayant pour cause une mauvaise articulation . . . 80

CHAPITRE III

Déviation des dents 99

Premier cas. Déviation d'une grande incisive et des deux canines supérieures 102

Deuxième cas. Croisement de deux grandes incisives l'une sur l'autre 106

Troisième cas. Canines poussant sur les sommets des couronnes des deux petites molaires 110

Quatrième cas. Petite incisive poussée à la place de la grande incisive 114

Cinquième cas. Déviation des deux canines et de la petite incisive du côté droit de la mâchoire supérieure 119

Sixième cas. Dents de la mâchoire inférieure venant croiser sur la face antérieure des incisives supérieures 124

CHAPITRE IV

MALADIES DES DENTS 142
§ 1er Carie humide. 149
§ 2 Carie sèche ou stationnaire 151
§ 3 Carie perforante 153
§ 4 Nécrose des dents 154
§ 5 Exostose des dents. 155
§ 6 Erosion des dents. 157
§ 7 Destruction de l'émail. 160
§ 8 Fracture des dents 162
§ 9 De l'usure des dents 169
§ 10 De la périodontite. 174
§ 11 Ebranlement des dents. 175
§ 12 Replantation des dents. 179
§ 13 Transplantation des dents. 185
§ 14 Ablation du tartre. 190

CHAPITRE V

MALADIES DE LA BOUCHE. 197
§ 1er Des abcès 200
§ 2 Des ulcères syphilitiques 204
§ 3 Des ulcères scorbutiques. 207
§ 4 Des fongus. 209
§ 5 De la grenouillette 212

§ 6 De l'épulie. 215
§ 7 Brièveté du frein de la langue 217
§ 8 Des soins de propreté et d'hygiène que l'on doit apporter à la bouche et aux dents. 219
§ 9 Du tartre 221
§ 10 Médicaments; poudre anodine; élixir astringent 224
§ 11 De l'extraction des dents. 235
§ 12 Accident causé par la langue de carpe . . . 237
§ 13 Accident causé par le pied de biche. 238
§ 14 L'extraction d'une dent entraîne dans un temps rapproché la chûte des dents voisines. . . 242
§ 15 Des agents anesthésiques; éther; chloroforme; protoxyde d'azote. 244

Paris.– Imprimerie **A. Appert,** passage du Caire, 56

POUR PARAITRE PROCHAINEMENT :

TRAITÉ COMPLET DE PROTHÈSE DENTAIRE

CONSIDÉRÉE SOUS LES RAPPORTS MÉCANIQUES

avec planches explicatives

Paris.— Imprimerie A. Appert, passage du Caire, 56